T0123422

Ratgeber neue Hüfte, neues Knie

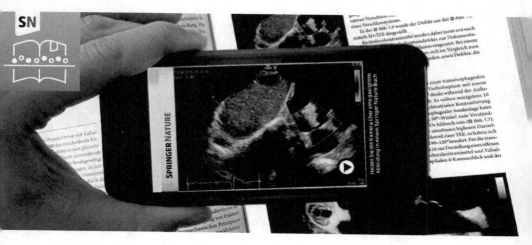

Springer Nature More Media App

Videos und mehr mit einem „Klick" kostenlos aufs Smartphone und Tablet

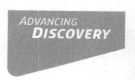

Kostenlos downloaden

- Dieses Buch enthält zusätzliches Online-material, auf welches Sie mit der Springer Nature More Media App zugreifen können.*

  Achten Sie dafür im Buch auf Abbildungen, die mit dem Play Button ⊙ markiert sind.

  Springer Nature More Media App aus einem der App Stores (Apple oder Google) laden und öffnen.

  Mit dem Smartphone die Abbildungen mit dem Play Button ⊙ scannen und los gehts.

*Bei den über die App an-gebotenen Zusatzmaterialien handelt es sich um digitales Anschauungsmaterial und sonstige Informationen, die die Inhalte dieses Buches ergänzen. Zum Zeitpunkt der Veröffentlichung des Buches waren sämtliche Zusatz-materialien über die App abrufbar. Da die Zusatz-materialien jedoch nicht ausschließlich über verlags-eigene Server bereitgestellt werden, sondern zum Teil auch Verweise auf von Dritten bereitgestellte Inhalte aufge-nommen wurden, kann nicht ausgeschlossen werden, dass einzelne Zusatzmaterialien zu einem späteren Zeitpunkt nicht mehr oder nicht mehr in der ursprünglichen Form abrufbar sind.

Martin Stevens • Gesine Seeber • Inge van
den Akker-Scheek • Sophie Thölken
Hrsg.

Ratgeber neue
Hüfte, neues Knie

Aktiv nach der Hüft- oder
Kniegelenksoperation

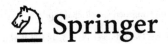 Springer

Hrsg.
Dr. Martin Stevens
Abteilung für Orthopädie
Universitätsklinikum Groningen
Groningen, Niederlande

Dr. Inge van den Akker-Scheek
Abteilung für Orthopädie
Universitätsklinikum Groningen
Groningen, Niederlande

Gesine Seeber
Universitätsklinik für Orthopädie und
Unfallchirurgie Pius-Hospital Oldenburg
Medizinischer Campus Universität Oldenburg
Oldenburg, Deutschland

Sophie Thölken
Reha-Zentrum am Meer
Bad Zwischenahn, Deutschland

Die Online-Version des Buches enthält digitales Zusatzmaterial, das durch ein Play-Symbol gekennzeichnet ist. Die Dateien können von Lesern des gedruckten Buches mittels der kostenlosen Springer Nature „More Media" App angesehen werden. Die App ist in den relevanten App-Stores erhältlich und ermöglicht es, das entsprechend gekennzeichnete Zusatzmaterial mit einem mobilen Endgerät zu öffnen.

ISBN 978-3-662-61154-8   ISBN 978-3-662-61155-5   (eBook)
https://doi.org/10.1007/978-3-662-61155-5

Die Deutsche Nationalbibliothek verzeichnet diese Publikation in der Deutschen Nationalbibliografie; detaillierte bibliografische Daten sind im Internet über http://dnb.d-nb.de abrufbar.

Springer
© Springer-Verlag GmbH Deutschland, ein Teil von Springer Nature 2020

Fotonachweis Umschlag: © Wellnhofer Designs, Stock.adobe.com
Das Projekt Common Care-hochwertige und wohnortnahe Gesundheitsversorgung grenzüberschreitend in der EDR (201186) ist europäisch finanziert entsprechend der Förderbestimmungen des INTERREG V A-Programms Deutschland- Nederland
Umschlaggestaltung: deblik Berlin

Springer ist ein Imprint der eingetragenen Gesellschaft Springer-Verlag GmbH, DE und ist ein Teil von Springer Nature.
Die Anschrift der Gesellschaft ist: Heidelberger Platz 3, 14197 Berlin, Germany

Vorwort

Das Altern führt, wie wir alle wissen, zu gewissen gesundheitlichen Einschränkungen. Die moderne Medizin und damit auch die Orthopädie kann gegen viele dieser Einschränkungen etwas tun, sodass die Symptome abnehmen oder sogar ganz vergehen. Wir können somit gesünder altern. „Gesundes Altern" ist eines der großen Themen, mit denen wir uns in der Universitätsklinik für Orthopädie und Unfallchirurgie im Pius-Hospital am Medizinischen Campus der Universität Oldenburg (Deutschland), im Reha-Zentrum am Meer Bad Zwischenahn (Deutschland) sowie im Universitätsklinikum Groningen (Niederlande) intensiv auseinandersetzen. Medizin ist längst nicht mehr die Domäne eines individuell gut ausgebildeten Arztes, sondern die eines Expertenteams, das sich mit allen Aspekten einer Krankheit beschäftigt. Natürlich muss der Orthopäde für eine Operation die richtige Indikation liefern, die Operation kompetent durchführen und seine Patienten über die geplante Operation und das zu erwartende Ergebnis eingehend informieren. Ohne die Hilfe anderer Spezialisten, wie Physio- und Ergotherapeuten, Sportwissenschaftler, Rehabilitationsmediziner und vielen anderen Fachleuten, kann der Patient jedoch nicht optimal auf eine Gelenkersatzoperation – wie z. B. die Implantation einer Hüft- oder Kniegelenksprothese – vorbereitet bzw. im Anschluss an die Operation im Rehabilitationsprozess begleitet werden. Unter anderem ist eine optimale Rehabilitation wichtig, um die Lebensqualität wiederherzustellen. Der optimale Nutzen einer Gelenkersatzoperation ist ausgeschöpft, wenn der Patient sich im Anschluss an den Eingriff in einen fitten und gesunden älteren Menschen „verwandelt".

Die Autoren haben diesen Patientenratgeber als Antwort auf die Fragen und Kommentare unserer eigenen Patienten geschrieben. Dieses Buch soll über die üblichen Patienteninformationen hinausgehen, die im Zusammenhang mit einer Hüft- oder Knieprothesenimplantation gegeben werden. Es soll den Patienten nicht nur über das Krankheitsbild Arthrose, über Gelenkersatzoperationen und die sich anschließende Rehabilitation informieren, sondern auch über die Bedeutung von körperlicher Aktivität und Fitness aufklären sowie beleuchten, wie man mit einer Gelenkprothese leistungsfähig bleibt und/oder wieder gesund wird. Deshalb wurde dieses Buch von einer Gruppe von Experten aus verschiedenen Bereichen verfasst, womit wir den multidisziplinären Charakter der Behandlung unterstreichen möchten.

Wir hoffen, dass das vorliegende Buch es Ihnen als Patient ermöglicht, besser auf die Operation vorbereitet zu sein und mehr Erkenntnisse zum Thema zu gewinnen, die Ihnen dabei helfen, sich selbst voranzubringen, um gesund zu altern.

November 2019
Prof. Dr. med. habil. Djordje Lazović
Direktor der Universitätsklinik für Orthopädie und Unfallchirurgie Pius-Hospital, Medizinischer Campus Universität Oldenburg, Deutschland

Prof. Dr. Sjoerd K. Bulstra
Direktor des Departments Orthopädie am Universitätsklinikum Groningen, Niederlande

Dr. med. Günter Dietz
Ärztlicher Direktor des Reha-Zentrum am Meer Bad Zwischenahn, Deutschland

Ratgeber neue Hüfte, neues Knie – Ein aktives Leben mit Hüft- oder Kniegelenkersatz

Die Implantation einer Hüft- oder Knieprothese ist eine der am häufigsten durchgeführten und erfolgreichsten orthopädischen Eingriffe. Der häufigste Grund für das Einsetzen einer Prothese ist Arthrose, auch Gelenkverschleiß genannt. Fünfzehn Jahre nach der Operation funktionieren mehr als 90 % der Hüft- und Knieprothesen noch immer einwandfrei. Tatsächlich können Menschen nach dem Einsetzen einer Hüft- oder Knieprothese wieder als „gesund" angesehen werden. Das bedeutet, dass sie ihren Alltag wieder meistern und körperlich und sportlich aktiv werden können.

Der Inhalt dieses Buches geht über die üblichen Patienteninformationen hinaus. Es wird auf das Erkrankungsbild der Arthrose, auf Gelenkersatzoperationen und auf die anschließende Rehabilitation eingegangen. Zudem sind Übungen enthalten, die Patienten selbstständig zu Hause durchführen können. Des Weiteren werden Hinweise zur sexuellen Aktivität mit Gelenkersatz und zur Rückkehr an den Arbeitsplatz nach Implantation einer Hüft- und Knieprothese gegeben. Außerdem wird die Bedeutung von körperlicher und sportlicher Aktivität beleuchtet. Angemessene körperliche Aktivität hat für alle Menschen einen positiven Einfluss auf Gesundheit und Fitness. Für Menschen mit Hüft- oder Knieprothese gibt es jedoch zusätzliche Vorteile von Bewegung, wie z. B. eine bessere Fixierung der Prothese im Knochen und eine Verminderung des Sturzrisikos. Auf der anderen Seite müssen auch mögliche Bewegungseinschränkungen und Verschleißerscheinungen der Prothese berücksichtigt werden. Die Frage, warum und wie ein künstliches Hüft- oder Kniegelenk bei körperlicher Aktivität berücksichtigt werden sollte, wird in diesem Buch ebenfalls thematisiert. Darüber hinaus werden die Bedeutung einer gesunden Ernährung und die Folgen von (starkem) Übergewicht für die Lebensdauer der Prothese diskutiert. Schließlich werden Tipps für geeignete sportliche Aktivitäten mit Hüft- oder Knieprothese gegeben.

Dieses Buch richtet sich in erster Linie an Menschen, die bald eine Hüft- oder Knieprothese eingesetzt bekommen oder bereits eine solche Prothese haben. Angesprochen werden aber auch deren Familienangehörige. Zudem kann es als Informationsquelle für nichtärztliche Berufsgruppen dienen, die in ihrem Arbeitsalltag mit Menschen mit Hüft- oder Knieprothesen in Berührung kommen. Es wurde von einer Gruppe Experten aus verschiedenen Fachgebieten verfasst, was den multidisziplinären Charakter der Behandlung von Gelenkersatz unterstreicht. Wir hoffen, dass dieses Buch einen Beitrag zum gesunden und fitten Altern von Menschen mit Hüft- oder Knieprothese leisten wird.

Die Herausgeber
Oldenburg und Groningen, im Januar 2020

Danksagung

Das Projekt Common Care – hochwertige und wohnortnahe Gesundheitsversorgung grenzüberschreitend in der EDR (201186) ist europäisch finanziert entsprechend der Förderbestimmungen des INTERREG V A-Programms Deutschland- Nederland.

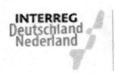

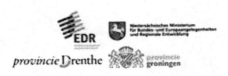

Übersicht über Videos

Kapitel 4

Hüfte

Übung 1.1: Hüftstreckung (Hüftextension)
Übung 1.2: Sitzende Oberkörpervorneige bei gestrecktem Bein
Übung 1.3: Aufstehen/Hinsetzen
Übung 1.4: Becken heben/„Brücke"
Übung 2.1: Muskel-Waden-Pumpe
Übung 2.2: Beckenkippung und Beckenaufrichtung
Übung 2.3: Aktive Kniestreckung im Sitz
Übung 2.4: Aktive Hüftbeugung bis max. 90° (Hüftflexion)
Übung 2.5: Aktive Hüftstreckung im Stand (Hüftextension)
Übung 2.6: Aktive Abspreizbewegung der Hüfte im Stand (Hüftabduktion)
Übung 3.1: Aufstehen/Hinsetzen
Übung 3.2: Schrittstellung am Stuhl
Übung 3.3: Einbeinstand auf der operierten Seite
Übung 3.4: Einbeinstand auf instabiler Unterlage mit zusätzlicher Bewegung
Übung 3.5: Stufe steigen mit dem operierten Bein

Knie

Übung 1.1: Schrittstellung am Stuhl
Übung 1.2: Sitzende Oberkörpervorneige bei gestrecktem Bein
Übung 1.3: Aufstehen/Hinsetzen
Übung 1.4: Aktive Kniestreckung im Sitz
Übung 2.1: Muskel-Waden-Pumpe
Übung 2.2: Kniescheibe mobilisieren/„Quadrizeps-Pumpe"
Übung 2.3: Kniestreckung in Rückenlage
Übung 2.4: Aktive Kniebeugung/-streckung mit schleifender Ferse
Übung 2.5: Kniebeugung und Kniestreckung im Sitz mit dem Handtuch
Übung 2.6: Gewichtsbelastung im Stand

Übung 3.1: Becken heben/„Brücke"
Übung 3.2: Aufstehen/Hinsetzen
Übung 3.3: Einbeinstand auf der operierten Seite
Übung 3.4: Einbeinstand auf instabiler Unterlage mit zusätzlicher Bewegung
Übung 3.5: Stufe steigen mit dem operierten Bein

Inhaltsverzeichnis

1 NEUE HÜFTE, NEUES KNIE – Was Sie grundlegend wissen sollten   1
Martin Stevens und Arina Buizer

2 DIE OPERATION – Wie sie durchgeführt wird und welche Varianten es gibt   7
Gesine Seeber und Arina Buizer

3 ERNÄHRUNG – Worauf Sie achten sollten und was die Heilung unterstützt   25
Dorienke Gort-van Dijk und Rebecca Diekmann

4 DIE REHABILITATION – Wie Sie wieder fit und aktiv werden   45
*Sophie Thölken, Geartruda Wijbenga,
Tanja Mooibroek-Leeuwerke und Gesine Seeber*

4.1   Übungen vor der Operation/zur Vorbereitung auf die
      Operation   78
4.2   Übungen für die Zeit im Krankenhaus   81
4.3   Übungen für die Zeit nach dem Krankenhausaufenthalt   86
4.4   Übungen vor der Operation/zur Vorbereitung auf die
      Operation   92
4.5   Übungen für die Zeit im Krankenhaus   96
4.6   Übungen für die Zeit nach dem Krankenhausaufenthalt   102

5   KÖRPERLICHE AKTIVITÄT, FITNESS UND
      GESUNDHEIT – Wie Sie diese positiv beeinflussen können   107
      Gesine Seeber und Martin Stevens

6   SPORTLICH AKTIV MIT EINER HÜFT- ODER
      KNIEPROTHESE – Was Sie beachten sollten   115
      Gesine Seeber und Inge van den Akker-Scheek

Häufig gestellte Fragen   127
Praktische Adressen   135
Glossar   137
Literatur   141
Stichwortverzeichnis   145

Über die Autoren

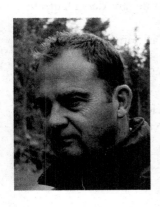

Martin Stevens

Jahrgang 1964

- 1987–1992 Studium der Bewegungswissenschaften an der Universität Groningen (RUG)
- 1992–2001 Forschung am Zentrum für Bewegungswissenschaften der RUG
- 2001 Promotion über ein Projekt zur Entwicklung eines Verhaltensänderungsmodells
- 1999–2001 Beschäftigung als Dozent am Lehrstuhl für Sport, Gesundheit & Management der Hanzehogeschool in Groningen
- Seit 2001 Tätigkeit als außerplanmäßiger Professor der Abteilung für Orthopädie des Universitätsklinikums Groningen (UMCG)
- Berufliche Schwerpunkte: Forschung im Bereich Bewegung und Fitness von gesunden und älteren Menschen mit orthopädischen Erkrankungen

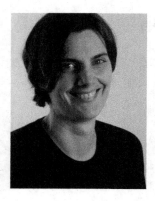

Gesine Seeber

Jahrgang 1979

- 2000–2003 Ausbildung zur Physiotherapeutin in Oldenburg
- 2003–2016 Tätigkeit als Physiotherapeutin (von 2013–2014 als Leitung) in zwei Praxen für Physio- und Sporttherapie (Schwerpunkte Orthopädie, Traumatologie, Sport- und medizinische Trainingstherapie)
- Seit 2008 Orthopädische Manualtherapeutin
- 2009–2011 Studium BSc Physiotherapie an der Hochschule Osnabrück
- 2014–2016 Studium MSc Sportphysiotherapie an der Deutschen Sporthochschule Köln
- Seit 2016 Wissenschaftliche Mitarbeiterin der Carl von Ossietzky Universität Oldenburg, Fakultät VI – Medizin und Gesundheitswissenschaften, Department Humanmedizin, Universitätsklinik für Orthopädie und Unfallchirurgie Pius-Hospital Oldenburg
- Berufliche Schwerpunkte: Forschung im Bereich Rehabilitation nach künstlichem Gelenkersatz sowie nichtoperative orthopädische Medizin und Manuelle Therapie

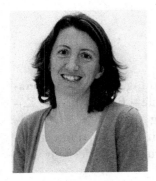

Inge van den Akker-Scheek

Jahrgang 1979

- 1997–2001 Studium der Bewegungswissenschaften an der Universität Groningen (RUG)
- 2001–2007 Doktorandin an der Orthopädischen Klinik des Universitätsklinikums Groningen (UMCG)
- 2007 Promotion über die Wirksamkeit einer Unterstützungsstrategie für Patienten nach Hüft- oder Knieendoprothetik
- 2007 Abschluss MSc Epidemiologie an der Freien Universität Amsterdam
- 2007–2011 Tätigkeit als Forschungskoordinatorin der Orthopädieabteilung des Martini-Krankenhauses in Groningen
- 2007–2019 Senior Researcher am Sportmedizinischen Zentrum des UMCG und Wissenschaftlerin in der Abteilung für Orthopädie am UMCG
- Seit 2018 Tätigkeit als außerplanmäßige Professorin der Abteilung für Orthopädie des UMCG
- Berufliche Schwerpunkte: Forschung im Bereich Prävention und Verbesserung des Behandlungsergebnisses bei chronischen Erkrankungen des Bewegungsapparates; Zusammenhang bzw. Auswirkungen von Teilnahme an körperlicher Aktivität und Sport und Rolle psychosozialer Faktoren

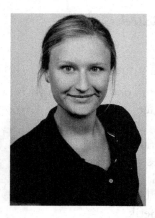

Sophie Thölken

Jahrgang 1994

- 2012–2015 Ausbildung zur Physiotherapeutin an „Die Schule – für Berufe mit Zukunft" in Oldenburg
- Seit 2015 Tätigkeit als Physiotherapeutin im Reha-Zentrum am Meer in Bad Zwischenahn
- Seit 2015 regelmäßige Teilnahme an Fort- und Weiterbildungen in verschiedenen Fachbereichen der Physiotherapie
- Langjährige ehrenamtliche Tätigkeit in der Deutschen Lebens-Rettungs-Gesellschaft e.V. (DLRG) Bad Zwischenahn; Ausbilderin/ Prüferin für das Schwimmen und Rettungsschwimmen sowie für „Erste Hilfe"
- Berufliche Schwerpunkte: Rehabilitation orthopädischer, rheumatologischer und onkologischer PatientInnen sowie Medizinische Trainingstherapie, Einzelphysiotherapie und Durchführung von Präventionskursen

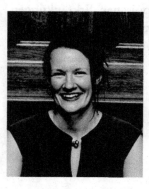

Arina Buizer

Jahrgang 1982

- 2000–2006 Studium der Medizin an der Universität Groningen (Wahlfach Orthopädie)
- 2006–2008 Tätigkeit als Ärztin in der Notaufnahme des Lucas-Krankenhauses in Winschoten (NL)
- 2008–2010 Tätigkeit als Ärztin in der Orthopädie (Ziekenhuisgroep Twente) in Almelo (NL)

- 2010–2014 Promotion in der Orthopädischen Abteilung des Universitätsklinikums Groningen (UMCG) zum Thema „Entwicklung eines sauerstoffabgebenden Biomaterials zur Beschleunigung der Entwicklung neuen Knochengewebes im Körper"
- Seit 2014 in Facharztausbildung zur Orthopädin am UMCG
- Berufliche Schwerpunkte: Traumatologie, Hüft- und Knieendoprothetik, Ellenbogen- und Fußorthopädie

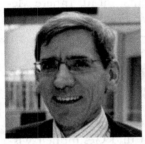

Sjoerd Bulstra

Jahrgang 1955

- 1974–1981 Medizinstudium an der Reichsuniversität Groningen (RUG)
- 1981–1982 Oberleutnant und Arzt beim 43. Panzergrenadierbataillon in Assen
- 1982–1989 Facharztausbildung (Orthopädie) Krankenhaus De Heel in Zaandam und Akademisches Krankenhaus Maastricht
- 1989–2004 Tätigkeit als Orthopäde am Akademischen Krankenhaus Maastricht
- 1992 Promotion zum Thema „Entwicklung von Arthrose"
- Seit 2005 Professor der Abteilung für Orthopädie am Universitätsklinikum Groningen (UMCG)
- 2018–2020 stellvertretender Vorsitzender der Niederländischen Orthopädischen Vereinigung (NOV)
- Seit 01.2020 Vorsitzender der Niederländischen Orthopädischen Vereinigung (NOV)
- Berufliche Schwerpunkte: Kinderorthopädie/Kindertraumatologie, Knie- und Knorpelrekonstruktion, Fuß- und Sprunggelenkoperationen, Forschung im Bereich Rehabilitation nach Gelenkersatz und Biomaterialien in der Orthopädie

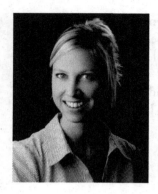

Rebecca Diekmann

Jahrgang 1979

- 2000–2007 Studium der Ernährungs- und Haushaltwissenschaften Universität Bonn
- 2007–2011 Tätigkeit als Wissenschaftliche Mitarbeiterin am Institut für Biomedizin des Alterns (IBA), Lehrstuhl für Innere Medizin – Geriatrie der Friedrich-Alexander-Universität Erlangen-Nürnberg
- 2011 Promotion
- 2011–2013 Tätigkeit als Wissenschaftlerin an der Professur für Ernährung im Alter an der Friedrich-Alexander-Universität Erlangen-Nürnberg
- 2013–2016 Tätigkeit als Wissenschaftlerin an der Carl von Ossietzky Universität Oldenburg, Fakultät VI – Medizin und Gesundheitswissenschaften, Department für Humanmedizin, Universitätsklinik für Geriatrie am Klinikum Oldenburg
- Seit 2016 Arbeitsgruppenleiterin „Ernährung und Funktionalität im Alter" an der Carl von Ossietzky Universität Oldenburg, Fakultät VI – Medizin und Gesundheitswissenschaften, Department für Versorgungsforschung, Abteilung Assistenzsysteme und Medizintechnik.
- Berufliche Schwerpunkte: Integrierte und technikgestützte Versorgung älterer Menschen im Bereich Ernährung und körperliche Funktionalität

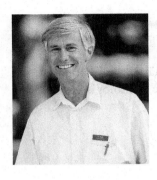

Günter Dietz

Jahrgang 1956

- 1976–1982 Soldat und Studium der Medizin in Heidelberg, Lübeck, und Kapstadt (Südafrika)
- 1982–1985 Leiter des Sanitätszentrums Hamburg im Rahmen der Sanitätsdienstlaufbahn
- 1986–1992 Facharztausbildung zum Orthopäden an der Medizinischen Hochschule Lübeck, der Universitätsklinik Hamburg Eppendorf, dem Bundeswehrkrankenhaus Hamburg und der Rheumaklinik Bad Bramstedt
- 1992–2003 Tätigkeit als Orthopäde und Rheumatologe im Bundeswehrkrankenhaus Bad Zwischenahn (zuletzt stellvertretender Chefarzt der Orthopädie und Unfallchirurgie)
- Seit 2003 Ärztlicher Direktor des Reha-Zentrums am Meer Bad Zwischenahn
- Berufliche Schwerpunkte: Orthopädie und Rheumatologie

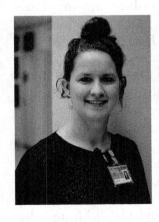

Dorienke Gort-van Dijk

Jahrgang 1990

- 2007–2012 Studium der Ernährung & Diätetik in Groningen
- 2012–2014 Tätigkeit als Diätassistentin im Erasmus Medical Center Rotterdam
- 2014 Wechsel an das Universitätsklinikum Groningen (UMCG)

- Seit 2016 Besuch des Masterstudiengangs *Evidence Based Practice in Health Care* an der Universität Amsterdam (Standort AMC Amsterdam)
- Berufliche Schwerpunkte: Ernährung und Diätetik bei Patienten der Orthopädie, Bauch- und Onkochirurgie sowie (onkologischen) Kopf- und Halschirurgie

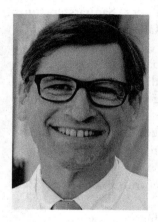

Djordje Lazović

Jahrgang 1956

- 1975–1981 Medizinstudium an der Medizinischen Hochschule Hannover
- 1983 Promotion zum Thema vorderer Kreuzbandersatz
- 1987 Abschluss der Facharztausbildung an der orthopädischen Abteilung der Medizinischen Hochschule Hannover
- 1996 Habilitation zum Thema Meniskustransplantation
- 2000–2012 Direktor der orthopädischen Abteilung im Pius-Hospital Oldenburg
- 2001 Verleihung einer außerplanmäßigen Professur an der Medizinischen Hochschule Hannover
- Seit 2012 Direktor der Universitätsklinik für Orthopädie und Traumatologie Pius-Hospital Oldenburg am Medizinischen Campus der Universität Oldenburg
- 2012–2019 Dozent an der European Medical School Oldenburg-Groningen
- 2013–2019 Verwaltung der Professur Orthopädie und Unfallchirurgie der Fakultät VI Medizin und Gesundheitswissenschaften der Universität Oldenburg
- 2019 Ruf auf die Professur für Orthopädie und Unfallchirurgie der Fakultät VI Medizin und Gesundheitswissenschaften der Universität Oldenburg

- Berufliche Schwerpunkte: Physiologie und Biomechanik der Menisken und Bänder des Knies, Biomechanik von Endoprothesen an Hüft- und Kniegelenken (insbesondere unter Verwendung von Navigation) und Rehabilitation nach Gelenkersatz

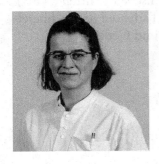

Tanja Mooibroek-Leeuwerke

Jahrgang 1966

- 1984–1988 Studium der Physiotherapie in Groningen
- Seit 1988 Tätigkeit als Physiotherapeutin in verschiedenen stationären und ambulanten Abteilungen des Universitätsklinikums Groningen
- 2012–2015 Masterstudium Muskuloskelettale Rehabilitation an der Hochschule Arnhem-Nimwegen
- Berufliche Schwerpunkte: Orthopädie, orofaziale Physiotherapie und Lymphdrainage/komplexe Entstauungstherapie

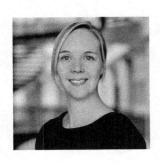

Geartruda Wijbenga

Jahrgang 1979

- 1998–2002 Studium der Ergotherapie in Amsterdam
- 2002–2005 Studium der Pädagogik (Fachrichtung Andragogik) an der Universität Groningen
- 2002–2005 Ergotherapeutin, Zentrum für Rehabilitation, Beatrixoord, Haren
- 2005–2008 Ergotherapeutin, Pflegeheim Zonnehuis, Zuidhorn

- Seit 2011 Tätigkeit als Ergotherapeutin am Universitätsklinikum Groningen (UMCG), zurzeit als Referentin/Projektleiterin für die Abteilung Rehabilitationsmedizin
- Seit 2018 Masterstudium „Qualität und Sicherheit in der Patientenversorgung" an der Radbound Universität Nijmegen, Initiator: Niederländischer Verband der Universitätsmedizinischen Zentren (NFU)
- Berufliche Schwerpunkte: Rehabilitation von Patienten der Fachbereiche Orthopädie, Neurologie, Neurochirurgie und Geriatrie

1

NEUE HÜFTE, NEUES KNIE – Was Sie grundlegend wissen sollten

Martin Stevens und Arina Buizer

Sie haben bereits ein künstliches Hüft- oder Kniegelenk eingesetzt bekommen oder Sie werden bald mit einem solchen künstlichen Gelenk versorgt. Dieses **Kunstgelenk**, auch Prothese genannt, ersetzt Ihr ursprüngliches anatomisches Gelenk. Der häufigste Grund für das Implantieren einer Hüft- oder Knieprothese ist **Arthrose**, auch bekannt als Gelenkverschleiß. Arthrose tritt besonders bei älteren Menschen auf und kann daher als Teil des natürlichen Alterungsprozesses angesehen werden. Sie kann jedoch auch schon in jüngerem Alter auftreten. Bei jüngeren Menschen wird die Arthrose in erster Linie durch einen angeborenen Defekt (an der Hüfte z. B. eine sogenannte Hüftdysplasie) oder eine frühere Verletzung (z. B. des Hüft- oder Kniegelenks) ausgelöst. Zudem kann Arthrose eine Folge von Übergewicht sein. Übergewicht und **Adipositas** (starkes Übergewicht, Fettleibigkeit) werden in der Gesellschaft

M. Stevens • A. Buizer
Abteilung für Orthopädie, Universitätsklinikum Groningen,
Groningen, Niederlande
e-mail: m.stevens@umcg.nl; a.t.buizer@umcg.nl

© Springer-Verlag GmbH Deutschland, ein Teil von Springer Nature 2020
M. Stevens et al. (Hrsg.), *Ratgeber neue Hüfte, neues Knie*,
https://doi.org/10.1007/978-3-662-61155-5_1

zunehmend beobachtet und sind ein bekannter Risikofaktor für die Entstehung von Arthrose im Hüft- und Kniegelenk.

Arthrose ist eine der häufigsten chronischen Erkrankungen. Da in der westlichen Welt die Zahl der älteren Menschen in den kommenden Jahren deutlich zunehmen wird, wird in den nächsten Jahrzehnten voraussichtlich auch die Zahl der Menschen mit Arthrose weiter ansteigen. Eine weitere Ursache für den Anstieg der von dieser Krankheit betroffenen Patienten ist die zunehmende Anzahl von Menschen mit (starkem) Übergewicht – einem bekannten Risikofaktor für die Entwicklung von Arthrose an den gewichttragenden Gelenken – sprich an Hüft- und Kniegelenken.

Arthrose beschreibt die Verschlechterung der Knorpelqualität des betroffenen Gelenks und kann zu Schmerzen, Steifigkeit und eingeschränkter Gelenkbeweglichkeit führen. Bis heute ist dabei keine Heilung möglich. Die Beschwerden können so stark sein, dass eventuell in Absprache mit dem **Orthopäden** entschieden wird, eine Hüft- oder Knieprothese einzusetzen. Die Implantation einer Hüft- oder Knieprothese ist eines der erfolgreichsten orthopädischen Verfahren. Fünfzehn Jahre nach der Operation funktionieren mehr als 90 % der Hüft- und Knieprothesen noch immer zufriedenstellend. Tatsächlich können Personen nach Einsetzen eines solchen künstlichen Gelenks wieder als „gesund" betrachtet werden. Das bedeutet, dass Sie Ihre Aktivitäten des täglichen Lebens (ADL), einschließlich Ihrer Arbeit, wieder aufnehmen können, dass Sie wieder in der Lage sind, (sportlich) aktiv zu werden, und Zeit mit Ihren Hobbys verbringen können.

Anatomischer Aufbau der Hüfte

Das Hüftgelenk ist die Verbindung zwischen dem Oberschenkel und einem Teil des Beckenknochens (Abb. 1.1). Im Beckenknochen befindet sich die Hüftpfanne und oben am Oberschenkelknochen der Hüftkopf. Der Hüftkopf und die Hüftpfanne bilden zusammen ein Kugelgelenk. Wenn Sie gehen und sich bewegen, dreht sich der Hüftkopf sanft in der Hüftpfanne. Dies wird dadurch ermöglicht, dass auf dem Hüftkopf und in der Hüftpfanne Gelenkknorpel vorhanden ist. **Gelenkknorpel** ist glattes und elastisches Gewebe, das durch Gelenkflüssigkeit geschmiert und ernährt wird.

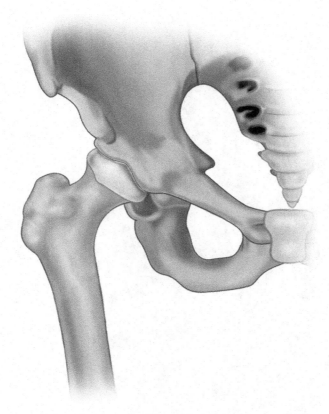

Abb. 1.1   Hüftgelenk

Anatomischer Aufbau des Knies
Das Kniegelenk ist die Verbindung zwischen dem Unter- und Oberschenkel (Abb. 1.2). Die Verbindung besteht aus einer Kombination aus
Dreh- und Scharniergelenk. Das Gelenk setzt sich aus dem unteren Teil
des Oberschenkelknochens, dem oberen Teil des Schienbeinknochens sowie der Kniescheibe zusammen. Das kniegelenknahe Ende Ihres Oberschenkels und das kniegelenknahe Ende Ihres Schienbeins sind mit einer
glatten Knorpelschicht bedeckt. Die Rückseite der Kniescheibe ist ebenfalls mit **Knorpel** bedeckt. Knorpel ist elastisch und kann somit Druck
und Stöße abfangen.

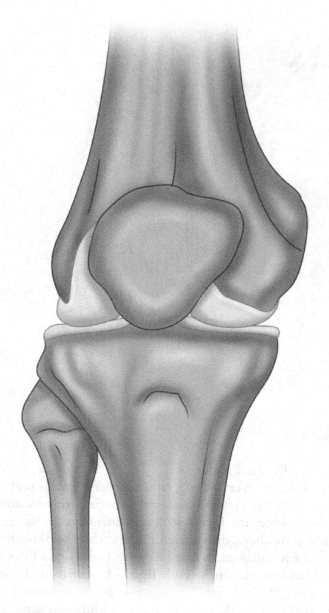

Abb. 1.2 Kniegelenk

Beschwerden als Folge von Verschleiß

Wie im vorherigen Abschnitt erläutert, sind die Enden der Knochen, die das Hüft- oder das Kniegelenk formen, mit Knorpel überzogen. Mit zunehmendem Alter verringert sich die Qualität dieses Knorpels. Wenn die Knorpelqualität im Gelenk schlechter oder der Knorpel beschädigt wird, nennt man das im Volksmund „**Verschleiß**". Dieser Verschleiß kann zu Schmerzen, Schwellungen und reduzierter Beweglichkeit des betroffenen Gelenks führen. Im Vordergrund der Beschwerden steht dann zumeist der Schmerz. Zunächst treten die Symptome vor allem nach körperlicher Anstrengung auf – in der Regel nach ein paar Stunden in Aktivität oder am Abend, wenn Sie zur Ruhe kommen. Je weiter der Verschleiß fortgeschritten ist, desto häufiger können die Schmerzen auch über längere Perioden am Tag auftreten. Normalerweise sind die Schmerzen morgens, oder wenn Sie sich nach längerer Inaktivität wieder zu bewegen beginnen, am schlimmsten. Aus diesem Grund spricht man von einem sogenannten „**Anlaufschmerz**" zu Beginn einer Bewegung. Nach etwa zehn Minuten in Bewegung nehmen die Schmerzsymptome dann in der Regel wieder etwas ab.

Wie der Verschleiß bewertet wird

Auf Basis der Beschwerden des Patienten und den Ergebnissen der körperlichen Untersuchung des betroffenen Gelenks entsteht der Verdacht auf vorliegenden Knorpelverschleiß. Im Falle eines solchen Verdachts wird im Anschluss an die körperliche Untersuchung meist ein Röntgenbild des betroffenen Gelenks angefertigt. Ihr Orthopäde kann anhand dieser Aufnahme erkennen, ob und in welchem Maße ein Verschleiß des Gelenks vorliegt.

Neue Hüfte oder neues Knie

Im Falle von lähmenden Schmerzen oder einer durch die Arthrose stark reduzierten Gelenkbeweglichkeit kann erwogen werden, eine Hüft- oder Knieprothese zu implantieren. In den folgenden Kapiteln können Sie nachlesen, welche Aspekte im Zusammenhang mit einer Hüft- oder Knieprothese zu beachten sind. Die Operation und die verschiedenen

Arten von Prothesen (Kap. 2) werden erläutert; Sie werden Ernährungs-
tipps finden, die Ihnen helfen sollen, ein gesundes Körpergewicht zu erreichen und/oder dieses zu halten (Kap. 3). Zudem wird auf die Rehabilitation (Kap. 4) und einen gesunden Lebensstil (Kap. 5) eingegangen.
Ferner können Sie sich darüber informieren, welchen sportlichen Aktivitäten Sie mit Ihrem neuen Hüft- oder Kniegelenk nachgehen können
(Kap. 6). Abschließend finden Sie einen Überblick über häufig gestellte
Fragen und praktische Adressen.

Wichtigste Punkte

- Die häufigste Ursache für einen Hüft- oder Kniegelenkersatz ist Arthrose, auch bekannt als Gelenkverschleiß.
- Zunehmend spielt (starkes) Übergewicht eine Rolle bei der Entstehung von Arthrose.
- Die Abnutzung des Gelenkknorpels wird anhand der Krankengeschichte des Patienten, der körperlichen Untersuchung und einer Röntgenaufnahme des Gelenks bestimmt.
- Bei stark einschränkenden Schmerzen und/oder einer durch die Arthrose entstandenen schwerwiegenden Bewegungseinschränkung im Hüft- oder Kniegelenk kann die Implantation einer Hüft- oder Knieprothese eine gute Lösung sein.
- Fünfzehn Jahre nach der Operation funktionieren mehr als 90 % der künstlichen Hüft- und Kniegelenke noch immer einwandfrei.
- Tatsächlich können Menschen nach dem Einsetzen einer Hüft- oder Knieprothese wieder als „gesund" angesehen werden.

2

DIE OPERATION – Wie sie durchgeführt wird und welche Varianten es gibt

Gesine Seeber und Arina Buizer

Operationen, bei denen ein verschlissenes Hüft- oder Kniegelenk durch ein künstliches Gelenk **(Prothese)** ersetzt wird, sind in der Regel sehr erfolgreich. Die erste gelungene Operation, bei der ein natürliches Gelenk durch eine Gelenkprothese ersetzt wurde, fand in den frühen 70er-Jahren des letzten Jahrhunderts statt. Mittlerweile unterziehen sich jedes Jahr Millionen von Menschen auf der ganzen Welt einer Gelenkersatzoperation.

G. Seeber (✉)
Universitätsklinik für Orthopädie und Unfallchirurgie Pius-Hospital Oldenburg, Medizinischer Campus Universität Oldenburg
Oldenburg, Deutschland
e-mail: gesine.seeber@uni-oldenburg.de

A. Buizer
Abteilung für Orthopädie, Universitätsklinikum Groningen
Groningen, Niederlande
e-mail: a.t.buizer@umcg.nl

© Springer-Verlag GmbH Deutschland, ein Teil von Springer Nature 2020
M. Stevens et al. (Hrsg.), *Ratgeber neue Hüfte, neues Knie*,
https://doi.org/10.1007/978-3-662-61155-5_2

Eine neue Hüfte
Wenn Schmerzen, Steifigkeit und eine reduzierte Beweglichkeit des abgenutzten Hüftgelenks Sie immer stärker in Ihrer Funktionsfähigkeit einschränken, kann Ihnen Ihr **Orthopäde** eine Gelenkersatzoperation empfehlen. Das Ziel dieses Eingriffs ist es, den Schmerz zu beseitigen oder zu reduzieren und die Beweglichkeit des Gelenks wiederherzustellen. Die am häufigsten durchgeführte Gelenkersatzoperation der Hüfte ist der totale Hüftgelenkersatz (**totale Hüftendoprothese**).

Der Hüftgelenkersatz
Eine Operation, bei der das gesamte Hüftgelenk durch eine Prothese ersetzt wird, wird auch als **Hüftendoprothetik** bezeichnet. Die Hüftprothese besteht aus mehreren Teilen, die aus Metall, Keramik oder Kunststoff hergestellt sind. Es gibt viele verschiedene Arten von Hüftprothesen, die im Design und Material leicht variieren. Die Entscheidung des orthopädischen Chirurgen für eine bestimmte Art von Hüftprothese hängt von vielen Faktoren ab, wie z. B. der Qualität des Knochens, dem Alter und Allgemeinzustand des Patienten, ob angeborene Abweichungen des Hüftgelenks vorliegen, und/oder von der Erfahrung des Operateurs mit der Prothese.
Während der Operation macht der Chirurg einen Hautschnitt von durchschnittlich 15 cm. Der Operateur kann wählen, ob er diesen Schnitt auf der Vorderseite (anteriorer Zugang), vorne seitlich (anterolateraler Zugang), auf der Außenseite (seitlicher oder lateraler Zugang) oder auf der Rückseite des Oberschenkels (posteriorer Zugang) setzt. Jeder dieser Zugänge hat Vor- und Nachteile. Es gibt keine absolute Präferenz für einen bestimmten Operationszugang, die Wahl hängt immer auch von der Erfahrung des Chirurgen ab. Um das Hüftgelenk zu erreichen, werden Muskeln gelockert und die Gelenkkapsel geöffnet. Der Operateur entfernt den abgenutzten Hüftkopf und fräst anschließend in den Knochen der Hüftpfanne, um diesen an die neue künstliche Hüftpfanne anzupassen. Der Knochenmarkraum des Oberschenkelknochens wird angeraut, um ihn für die Einpassung des Schaftes der Hüftprothese vorzubereiten. Anschließend wird eine neue künstliche Gelenkpfanne in das Becken und ein metallener Schaft mit einem künstlichen Hüftgelenkkopf in den Oberschenkel eingesetzt. Dies kann je nach Operationsart unzementiert (Abb. 2.1) oder zementiert (Abb. 2.2) erfolgen. Der Kopf und die Pfanne

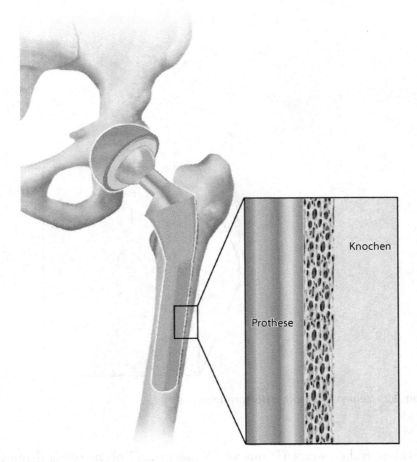

Abb. 2.1 Unzementierte totale Hüftprothese

bilden dann zusammen das neue Gelenk. Nach erfolgreicher Implantation aller Prothesenkomponenten werden die Gelenkkapsel, alle Muskeln
und die Operationswunde mit einer Naht verschlossen.

Die Prothese kann auf zwei Arten im Knochen gesichert werden: Mit
oder ohne Nutzung von **Knochenzement**. Bei einer sogenannten zemen-
tierten Prothese werden sowohl die Pfanne als auch der Schaft mit Knochenzement im Knochen gesichert. Bei einer sogenannten unzementier-

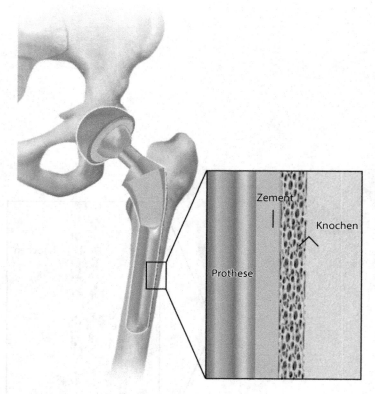

Abb. 2.2 Zementierte totale Hüftprothese

ten Hüftprothese werden Pfanne und Schaft in den Knochen eingeklemmt („press fit"). Die Außenseite des Metalls der künstlichen Hüftpfanne sowie auch des Schaftes ist mit einer speziellen Schicht bedeckt, in welche der umliegende Knochen einwachsen kann, sodass die Prothese sich noch schneller und fester im Knochen verankert.

Eine Kombination beider Verfahren (zementiert und unzementiert) ist auch möglich. Dabei wird entweder nur die Pfanne oder nur der Schaft mit Knochenzement befestigt. Diese Kombination wird auch als Hybrid-

Hüftprothese bezeichnet. Die Entscheidung für eine zementierte oder eine unzementierte Prothese hängt insbesondere vom Alter des Patienten und der Qualität des Knochens ab. Wenn die Knochenqualität gut ist, was in der Regel in einem jüngeren Lebensalter der Fall ist, wird eine Prothese bevorzugt unzementiert implantiert. Ist der Knochen von minderer Qualität, wird das Kunstgelenk oftmals mit Knochenzement gesichert.

Da die Hüftprothese ein künstliches Gelenk ist, ist sie anfälliger als ein natürliches Gelenk. Die „Lebensdauer" (Standzeit) einer Hüftprothese liegt bei durchschnittlich 15 bis 20 Jahren. Lockerung und/oder Verschleiß von einem der Teile der Hüftprothese begrenzen die Lebensdauer. Durch schwere körperliche Anstrengungen, einschließlich bestimmter sportlicher Aktivitäten, sowie (starkem) Übergewicht, kann das künstliche Hüftgelenk schneller verschleißen (siehe auch Kap. 5). Bei Bedarf kann die erste Hüftprothese durch eine neue ersetzt werden. Eine solche Operation wird als **Revision** bezeichnet.

Welche Komplikationen beim Hüftgelenkersatz auftreten können
Wie bei jeder Operation können auch bei der Implantation eines künstlichen Gelenks Komplikationen auftreten, wobei dies im Fall eines totalen Hüftgelenkersatzes selten vorkommt. Mögliche Komplikationen sind:

• Nachblutungen der Wunde.
• Bildung von Blutgerinnseln (Thrombose). Um das Risiko einer **Thrombose** niedrig zu halten, werden Sie für einige Zeit nach der Operation blutverdünnende Medikamente bekommen. Blutgerinnsel entstehen oft durch einen Mangel an Bewegung. Wenn Sie sich allerdings genug bewegen, fließt Ihr Blut schneller, wodurch das Risiko für die Bildung von Blutgerinnseln verringert wird.
• Auskugeln der Hüftprothese (**Luxation**). Die Wahrscheinlichkeit, dass dies passiert, ist in den ersten drei Monaten nach der Operation am größten, da die Gelenkkapsel noch nicht fest genug ist und die Muskeln um die Hüfte herum noch geschwächt sind. Sie sollten daher die Bewegungsvorschriften Ihres **Orthopäden** bzw. **Physiotherapeuten** beachten (siehe auch Kap. 4).

- Beinlängendifferenz im Anschluss an die Operation. Es kann sein, dass Sie in den ersten Wochen nach dem Eingriff das Gefühl haben, dass das operierte Bein länger geworden ist. In den meisten Fällen entsteht dieses Gefühl deshalb, weil die Muskeln um die Hüfte herum ein neues Gleichgewicht finden müssen. Das Gefühl einer Beinlängendifferenz verschwindet in der Regel von selbst. Es ist allerdings auch möglich, dass aufgrund der Positionierung der Prothese tatsächlich eine kleine Beinlängendifferenz entstanden ist. Falls erforderlich, kann dies mit einer leichten Erhöhung im oder unter dem Schuh des kürzeren Beines korrigiert werden.
- Nervenschäden des Nervus ischiadicus (Ischias-Nerv). Eine Verletzung des Ischias-Nervs kann zu einem sogenannten „Fallfuß" führen, der normalerweise vorübergehender Natur ist, manchmal aber auch dauerhaft bestehen bleibt. Um die dadurch auftretenden Einschränkungen zu minimieren, gibt es eine spezielle Orthese (sogenannte Fußheberorthese), die leicht anzulegen ist und in jeden Schuh integriert werden kann.
- Infektion der Hüftprothese oder der Umgebung.

Das Risiko einer **Infektion** der Hüftprothese wird auch in Zukunft immer bestehen bleiben. Es ist daher wichtig, dass Infektionen an anderer Stelle im Körper (z. B. im Mundraum) immer angemessen behandelt werden. Es ist ratsam, Ihre Zähne regelmäßig von einem Zahnarzt untersuchen und professionelle Zahnreinigung durchführen zu lassen.

Wenn der Hüftgelenkersatz erneuert werden muss
In einer **Revisionsoperation** wird die bestehende Hüftprothese durch eine neue ersetzt. In einigen Situationen muss auch nur ein Teil der Hüftprothese ersetzt werden. Die häufigsten Ursachen, die eine Revision notwendig machen, sind eine Lockerung, ein Verschleiß oder eine im Verlauf abweichende Position der Prothese, eine Infektion des Hüftgelenks oder eine Fraktur des Knochens, in dem die Prothese verankert ist.

Im Vergleich zur **Primärimplantation** (das heißt dem ersten Einsetzen eines künstlichen Hüftgelenks) ist ein Revisionseingriff eine große Operation. Eines der größten Probleme bei einer Hüftrevision ist die Tatsache, dass eine Lockerung des Hüftgelenkersatzes oft von Knochenverlust um die Prothese herum begleitet wird. Um die Revisionsprothese dennoch stabil einsetzen zu können, kann es daher erforderlich sein, zusätzlich zur Implantation einer neuen Prothese eine Knochenrekonstruktion durchzuführen. Hierfür wird Knochen aus dem Körper des Patienten selbst oder Spenderknochen der Knochenbank genutzt.

Bei einer Revisionsoperation besteht statistisch gesehen ein größeres Risiko für Komplikationen als bei der Primärimplantation. Das Risiko einer Infektion ist bei einer Revision zum Beispiel größer, weil die Operation länger dauern kann. Wenn sichergestellt ist, dass die Lockerung der Prothese nicht auf eine Infektion im Hüftgelenk zurückzuführen ist, kann der Schaft und/oder die Pfanne der Hüftprothese in einer einzigen Operation entfernt und direkt durch eine neue (Teil-)Prothese ersetzt werden.

Wenn allerdings eine Infektion vorliegt, sind meist mehrere aufeinanderfolgende Operationen erforderlich. Während des ersten Eingriffs wird dann das bestehende künstliche Hüftgelenk zunächst komplett entfernt. Darüber hinaus kann der Operateur entscheiden, bei dieser Operation einen Abstandshalter, bestehend aus antibiotikahaltigem Knochenzement und geformt wie eine Prothese (sogenannter **Spacer**), anstelle der ehemaligen Hüftprothese einzusetzen. In der Folgezeit werden die betroffenen Patienten mit Antibiotika behandelt und es finden regelmäßige Blutuntersuchungen statt. Während dieser Zeit wird also vorübergehend kein neues Hüftgelenk eingesetzt. Sobald die Blutuntersuchungen zeigen, dass die Infektion erfolgreich bekämpft wurde, wird die letzte Operation durchgeführt. Während dieser wird der Abstandshalter entfernt und die neue Hüftprothese (Revisionsprothese) eingesetzt.

Eine **Oberflächenersatzprothese** war für einige Zeit eine verbreitete Behandlung zum Ersatz eines abgenutzten Hüftgelenks. Diese Art von Hüftprothese wurde im Volksmund als „Sportlerhüfte" bezeichnet. Beim Oberflächenersatz wird der Hüftkopf nicht abgetrennt. Nur die beschädigte Knorpeloberfläche des Hüftkopfes und der Hüftpfanne wird entfernt. Ein hohler Metallkopf, ähnlich einer Fahrradklingel, wird anschließend über den Hüftkopf gestülpt und mit Knochenzement fixiert. Dieser Kopf passt genau in eine Metallpfanne, die im Beckenknochen eingesetzt wird. Da diese Art von Hüftprothese relativ viele Komplikationen mit sich bringt, wird sie in Deutschland und den Niederlanden nicht mehr eingesetzt. Bei Menschen, die diese Art der Prothese noch implantiert bekommen haben, kann es jedoch irgendwann notwendig sein, die Prothese zu erneuern (revidieren).

Der häufigste Grund für die Revision einer Oberflächenersatzprothese ist eine Fraktur des Oberschenkelhalses. Wenn die Oberflächenersatzprothese ausgetauscht werden muss, ist dieser Eingriff allerdings oft weniger weitreichend als die Revision eines totalen Hüftgelenkersatzes. Bei der Revision eines Oberflächenersatzes wird der Hüftkopf knapp unterhalb des Oberflächenersatzes abgesägt und entfernt. Anschließend kann der Schaft der Hüfttotalendoprothese (mit oder ohne Knochenzement) sowie die dazugehörige künstliche Gelenkpfanne eingesetzt werden.

Wichtigste Punkte

- Bei einem totalen Hüftgelenkersatz wird das gesamte Hüftgelenk durch eine Prothese bestehend aus Hüftkopf, Schaft, und Hüftpfanne ersetzt.
- Die Hüftprothese kann auf zwei verschiedene Arten im Knochen befestigt werden: mit oder ohne Nutzung von Knochenzement.
- Bei der Revision wird die vorhandene Hüftprothese durch eine neue ersetzt.

Ein neues Knie

Das Kniegelenk ist eines der am stärksten belasteten Gelenke des menschlichen Körpers. Eine Arthrose des Kniegelenks kommt daher sehr häufig vor. Wenn Schmerzen, Steifigkeit und reduzierte Beweglichkeit Sie zunehmend stark in Ihrer Funktionsfähigkeit einschränken, kann Ihnen Ihr **Orthopäde** eine Gelenkersatzoperation empfehlen, bei der das anatomische Kniegelenk durch eine Kniegelenkprothese ersetzt wird.

Der Kniegelenkersatz

Eine Operation, bei der das anatomische Kniegelenk durch eine Prothese ersetzt wird, bezeichnet man auch als **Knieendoprothetik**. Es gibt viele verschiedene Arten von Knieprothesen. Der Orthopäde entscheidet u. a. anhand der diagnostizierten Verschleißerscheinungen und in Absprache mit dem Patienten, welcher Prothesentyp zu wählen ist.

Während der Operation wird das Knie durch einen vertikalen Schnitt von etwa 20 cm Länge auf der Vorderseite des Knies eröffnet. Anschließend werden der betroffene Knochen zusammen mit dem verschlissenen Knorpel, die beiden Menisken und eines oder beide Kreuzbänder entfernt und der Knochen an die Form der Knieprothese angepasst. Die gesamte Knieprothese besteht aus mehreren Teilen (Abb. 2.3). Die Teile,

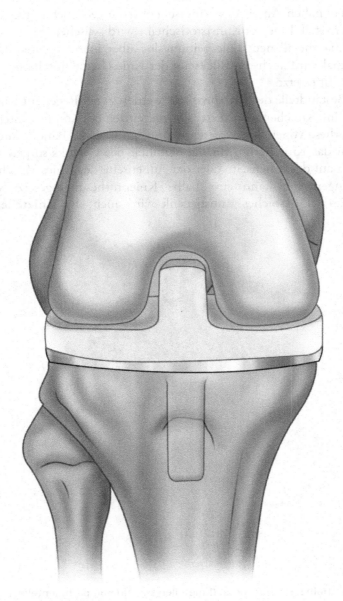

Abb. 2.3   Totale Knieendoprothese

die auf dem kniegelenknahen Anteil des Oberschenkels und auf dem kniegelenknahen Anteil des Unterschenkels angeordnet werden, bestehen aus Metall. Eine Art Kunststoffscheibe wird zwischen ihnen platziert, sodass die metallenen Teile reibungslos übereinandergleiten können. Manchmal wird auch die Rückseite der Kniescheibe durch eine Kunststoffschicht ersetzt.

Die Bestandteile der **Knieprothese** werden in der Regel mit Knochenzement im Knochen verankert. Da die einzelnen Komponenten einer Knieprothese voneinander getrennt sind, müssen die Bänder und Muskeln um das Knie herum für die Stabilität des Gelenks sorgen. Liegen lediglich auf der Innenseite oder der Außenseite des Knies Verschleißerscheinungen vor, kann eine halbe Knieprothese eingesetzt werden (Abb. 2.4). Ein solches Kunstgelenk wird auch als „**Knieteilersatz**",

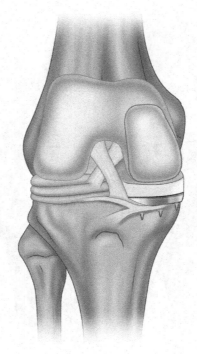

Abb. 2.4 Halbe Knieprothese (Knieteilersatz, unikompartimentelle Prothese, Hemiknie)

„**unikompartimentelle Prothese**" oder „**Hemiknie**" bezeichnet. Hierbei wird – je nach Verschleiß – nur die Innenseite oder nur die Außenseite des Kniegelenks ersetzt. Die Kreuzbänder können bei dieser Art der Knieprothese erhalten bleiben. Eine halbe Knieprothese wird auf die gleiche Weise befestigt wie eine totale Knieendoprothese.

Eine Knieprothese ist ein künstliches Gelenk und daher anfälliger als ein natürliches Gelenk. Die durchschnittliche Lebensdauer einer totalen Knieendoprothese wie auch eines halben Kniegelenkersatzes beträgt etwa 15 bis 20 Jahre.

Welche Komplikationen beim Kniegelenkersatz auftreten können
Trotz aller Sorgfalt können während der Implantation eines künstlichen Kniegelenks **Komplikationen** auftreten. Das Risiko von Komplikationen ist bei einer totalen oder halben Knieprothese vergleichbar groß. Komplikationen, die auftreten können, sind:

• Nachblutungen der Wunde.
• Nervenschädigung eines Nervs im Unterschenkel (N. peronaeus): Dieses kann zu einem sogenannten „Fallfuß" führen, der meist temporär auftritt, allerdings bei starker Schädigung auch dauerhaft bestehen bleiben kann. Um die dadurch auftretenden Einschränkungen zu minimieren, gibt es eine spezielle Orthese (sogenannte Fußheberorthese), die leicht anzulegen ist und in jeden Schuh integriert werden kann.
• Bildung von Blutgerinnseln (Thrombose): Um das Risiko einer **Thrombose** gering zu halten, bekommen Sie noch einige Zeit nach der Operation Blutverdünnungsmittel. Blutgerinnsel treten oft aufgrund von Bewegungsmangel auf. Wenn Sie sich allerdings ausreichend bewegen, fließt Ihr Blut schneller, was das Risiko für die Bildung von Blutgerinnseln verringert.
• Die Kniescheibe hat keine gute „Spur": Wenn die Kniescheibe nicht optimal durch die dafür vorgesehene Vertiefung an der Vorderseite der Prothese läuft, kann dies Schmerzen beim Beugen des Knies verursachen. Zum Beispiel Treppensteigen und Radfahren können dann schwierig sein.
• Infektion des Kniegelenks und der Umgebung.

Das Risiko einer Knieprotheseninfektion wird auch in Zukunft immer bestehen bleiben. Es ist daher wichtig, dass Infektionen an anderer Stelle im Körper (z. B. im Mundraum) immer angemessen behandelt werden. Es ist ratsam, Ihre Zähne regelmäßig von einem Zahnarzt untersuchen und professionelle Zahnreinigung durchführen zu lassen.

Wenn der Kniegelenkersatz erneuert werden muss

Bei einer Revision des Kniegelenkersatzes wird die bestehende Prothese durch eine neue ersetzt. Im Falle einer halben Knieprothese bedeutet dies, dass sie durch einen totalen Kniegelenkersatz ausgetauscht wird. In einigen Situationen muss auch nur ein Teil der Knieprothese ersetzt werden. Die häufigsten Ursachen, die eine Knieprothesenrevision notwendig machen, sind eine Prothesenlockerung, eine **Infektion** des Kniegelenks, ein Knochenbruch um die Prothese herum, eine abweichende Position der Knieprothese, ein Bruch der Prothese selbst oder deren Abnutzung. Die Prothesenteile, die bei einer Revision verwendet werden, sind andere als die, die bei der Erstimplantation einer Knieprothese genutzt werden. So hat eine Revisions-Knieprothese beispielsweise einen längeren Stiel, um sicherzustellen, dass die Prothese ordnungsgemäß im Knochen verankert werden kann.

Da das Lockern der Knieprothese oft mit Verlust von Knochen rund um die Prothese herum einhergeht, ist es manchmal notwendig, eine Knochenrekonstruktion durchzuführen. Wenn sicher ist, dass die Lockerung der Prothese nicht auf eine Infektion im Kniegelenk zurückzuführen ist, kann das gesamte Kunstgelenk oder ein Teil davon wiederverwendet werden. Wenn die Lockerung durch eine Infektion verursacht wurde, dann sind mehrere Operationen zu verschiedenen Zeitpunkten erforderlich, um das Gelenk zu tauschen. Während des ersten Eingriffs wird dann zunächst die infizierte Knieprothese entfernt. Manchmal wird antibiotikahaltiger Knochenzement in Form eines Kniegelenkersatzes als Abstandhalter (sogenannter **Spacer**) in das Kniegelenk eingebracht. Die betroffenen Patienten werden auch für einige Zeit mit Antibiotika behandelt, um die Infektion möglichst vollständig zu beseitigen. Sie haben dann vorübergehend kein funktionierendes Kniegelenk. Die letzte Operation wird durchgeführt, nachdem die Blutuntersuchung ergeben hat, dass die Infektion vollständig bekämpft wurde. Während dieser

Operation wird der Abstandhalter entfernt und die Revisionsprothese eingesetzt.

> **Wichtigste Punkte**
>
> * Bei einem totalen Kniegelenkersatz wird das gesamte Kniegelenk durch eine Prothese ersetzt.
> * Ein halber Knieersatz wird durchgeführt, wenn nur eine partielle Abnutzung (entweder an der Innenseite oder an der Außenseite) des Knies vorliegt.

Trends in der Gelenkersatzchirurgie
Minimalinvasive Chirurgie – Operieren mit kleinerem Hautschnitt

Minimalinvasive Chirurgie (MIS) ist der Begriff für chirurgische Verfahren, bei denen eine Operation durch einen kleineren Hautschnitt als bei einer normalen Operation durchgeführt wird. Seit einigen Jahren wird das MIS auch für das Einsetzen von Hüft- oder Knieprothesen genutzt. Der minimalinvasive Charakter dieser Technik ist jedoch nicht so sehr auf den kleineren Schnitt und damit die kleinere Narbe zurückzuführen, sondern vor allem auf die Tatsache, dass die darunter liegenden Gewebe wie Muskeln und Sehnen während der Operation so wenig wie möglich verletzt werden. Anstatt durch die Muskeln selbst hindurch zu operieren, operiert der Chirurg in den Lücken zwischen den einzelnen Muskeln hindurch. Der angestrebte Nutzen ist: Weniger Schmerzen für den Patienten nach der Operation, ein kürzerer Krankenhausaufenthalt und eine schnellere Rehabilitation.

Ein Nachteil der MIS ist, dass der Operateur während des Eingriffs eine etwas eingeschränktere Sicht hat, was die korrekte Positionierung der Prothese erschwert. Daher kann das MIS nicht von jedem Operateur genutzt werden. Wenn sich die Form Ihres Hüft- oder Kniegelenks stark von der eines gesunden Gelenks unterscheidet, können Sie für ein minimalinvasives Verfahren nicht berücksichtigt werden. MIS wird auch nicht empfohlen, wenn Sie (starkes) Übergewicht haben. Über die Langzeitwirkung der MIS liegen noch nicht genügend wissenschaftliche fundierte Informationen vor. Aus diesem Grund wird diese Technik noch nicht breitflächig angeboten. In Deutschland finden diese Eingriffe jedoch in diversen spezialisierten Zentren schon routinemäßig Anwendung. In den Niederlanden wird MIS vor allem noch in der Forschung eingesetzt.

Computernavigation – Präzision der Prothesenpositionierung erhöhen
Eine weitere Entwicklung in der Endoprothetik ist der Einsatz der **Computernavigation**. Die Nutzung von Computernavigation während der Operation zielt darauf ab, die Genauigkeit der Prothesenpositionierung zu erhöhen. Die genaue Positionierung ist für die optimale Funktion des neuen Gelenks wichtig. Darüber hinaus ist die Lebensdauer einer exakt ausgerichteten Prothese größer. Ein Computernavigationssystem ist mehr oder weniger vergleichbar mit einem Navigationssystem im Auto: Es hilft dem Operateur, eine Prothese mit höherer Präzision in die richtige Position zu bringen. Der Einsatz eines solchen Systems kann auch die Lösung für die etwas eingeschränktere Sicht auf das Gelenk bei einer minimalinvasiven Operationstechnik sein. Derzeit ist nicht nachgewiesen, dass die Prothese bei Hüft- und Knieoperationen unter Verwendung der Computernavigation eine längere Lebensdauer hat und/oder weniger Komplikationen auftreten. Bei der Revision von Hüft- und Knieprothesen hat sich die Computernavigation als vorteilhaft erwiesen, denn bei diesem Eingriff ist die Anatomie oft anders als bei einem noch nie zuvor operierten Hüft- oder Kniegelenk.

Es gibt drei Arten von Computernavigationssystemen-mit Bild, ohne Bild oder basierend auf Positionsmessgeräten. Computernavigationssysteme mit Bild sind Systeme, die Bilder des zu ersetzenden Gelenks verwenden. Diese können vor der Operation mittels Computertomographie (CT) oder während der Operation mithilfe der sogenannten Fluoroskopie aufgenommen worden sein. Ein Computernavigationssystem ohne Bild verwendet ein Computermodell anstelle eines tatsächlichen Bildes des zu operierenden Gelenks.

Alle Instrumente, die während der Operation verwendet werden, sind mit Infrarotsensoren ausgestattet. Mit sogenannten „Trackern" werden Referenzpunkte im Gelenk angegeben, um die Form und Position des Gelenks zu bestimmen. Eine mit dem Computer verbundene Infrarotkamera erfasst die Position der Tracker und der chirurgischen Instrumente während der Operation und überträgt diese Informationen an den Computer. Das Computerprogramm enthält ein Modell des zu operierenden Gelenks. Mithilfe der eingelesenen Referenzpunkte passt das Computersystem das vorhandene Gelenkmodell unter der Operation immer so an, dass das Modell genau wie das zu operierende Gelenk aussieht.

Die dritte Art von Navigationssystemen verwendet Positionsmesser. Diese messen die Position des Gelenks im Raum. Das Navigationssystem mit Positionsmesser wird direkt am Gelenk befestigt. Der Chirurg bewegt unter der Operation dann das Gelenk im Raum. Durch diese Bewegungen lernt das Computersystem, wo sich die Achse der Bewegungen in dem zu operierenden Gelenk befindet. Der Computer berechnet anschließend die beste Position der Prothese, sodass sich die Bewegungsachse nach Einsetzen des künstlichen Gelenks in der gleichen Position wie im ursprünglichen Gelenk befindet. Diese Informationen ermöglichen es dem Chirurgen, die Prothese so gut wie möglich zu positionieren.

Bei allen Computernavigationssystemen erhält der Operateur ständig Informationen über die Position der chirurgischen Instrumente und der Referenzpunkte im Operationsbereich. Dies erleichtert ihm die Durchführung des Eingriffs. Die Computernavigation ist derzeit noch nicht in allen Krankenhäusern verfügbar und nicht jeder Operateur beherrscht die Technik.

Patientenspezifische Instrumente – individuell für Sie angefertigt
In einigen Fällen werden Instrumente, die bei der Implantation eines Hüft- oder Kniegelenkersatzes verwendet werden, individuell für einen Patienten angefertigt. Dies wlird als patientenspezifische Instrumentierung bezeichnet. **Patientenspezifische Instrumente** sind vor allem Schablonen, die während der Operation zur Vorbereitung des Knochens auf den Protheseneinsatz verwendet werden. Der Einsatz von patientenspezifischen Geräten ist insbesondere bei Patienten mit stark abnormen Formen des Hüft- oder Kniegelenks sinnvoll. Die individualisierten Instrumente kommen aber auch schon bei Patienten mit einer weniger abnormen Form des Hüft- oder Kniegelenks zur Anwendung.

Vor einer Operation mit Verwendung patientenspezifischer Instrumente muss mittels Computertomographie oder Magnetresonanztomographie ein Bild des Gelenks angefertigt werden. Basierend auf diesem werden die individualisierten Instrumente hergestellt. Der Zweck patientenspezifischer Instrumentierung ist es, die Hüft- oder Knieprothese so genau wie möglich zu positionieren. Auch hier gilt: Die genaue Ausrichtung der Prothese ist wichtig für die Funktion des neuen Gelenks. Darüber hinaus ist die Lebensdauer einer präzise positionierten Prothese größer.

Robotergestützte Operationen

Die **robotergestützte Operation** ist eine Art Erweiterung der Computernavigation. Es gibt zwei Arten von Systemen: Bildbasierte Systeme und solche, die ohne Bilder auskommen. Bei einem bildbasierten System wird vor der Operation das zu ersetzende Gelenk gescannt. Basierend auf diesem Scan wird geplant, wie die Prothese am besten eingesetzt werden soll. Während der Operation präpariert der Chirurg dann zunächst die Knochen frei. Mit einem Roboterarm wird anschließend der Knochen selbst unter Zuhilfenahme der vorherigen Planung für den Einsatz der Prothese vorbereitet. Abschließend setzt der Operateur das künstliche Gelenk ein und schließt die Wunde.

Systeme ohne Bildgrundlage verwenden ein Computermodell anstelle eines tatsächlichen Bildes des Gelenks – genau wie die bildlose Computernavigation. Auch hier sind alle chirurgischen Instrumente und Tracker, die während des Eingriffs zum Einsatz kommen, mit Infrarotsensoren ausgestattet. Eine Infrarotkamera, die mit dem Computer verbunden ist, registriert die Position dieser Tracker und Instrumente während der Operation und leitet alle Informationen an den Computer weiter. Die ermittelten Referenzpunkte werden in ein Computerprogramm eingegeben. Dieses erstellt eine Planung für die optimale Positionierung der Prothese. Während der Operation präpariert der Chirurg zunächst den Knochen frei. Anschließend wird der Knochen unter Verwendung einer speziellen Fräse für die Prothese vorbereitet. Die Fräse wird vom Operateur gehalten, aber der Computer steuert ihre Funktionsweise. Dadurch wird sichergestellt, dass weder zu viel noch zu wenig Knochen entfernt wird. Abschließend setzt der Operateur die Prothese ein und schließt die Wunde.

Wichtigste Punkte

- Bei der minimalinvasiven Chirurgie wird ein kleinerer Schnitt in der Haut gemacht, und es werden weniger Schäden an darunterliegendem Gewebe, wie Muskeln und Sehnen, verursacht.
- Die Computernavigation erleichtert dem Operateur die Operation und hilft ihm, die Prothese noch genauer zu positionieren.
- Patientenspezifische Instrumente sind chirurgische Instrumente, die speziell für den jeweiligen Patienten angefertigt werden. Sie helfen dem Operateur, den Knochen besser auf die Platzierung einer Prothese vorzubereiten.
- Bei robotergestützten Operationen hilft ein Roboter dem Operateur, den Knochen so genau wie möglich für das Einsetzen der Prothese vorzubereiten.

3

ERNÄHRUNG – Worauf Sie achten sollten und was die Heilung unterstützt

Dorienke Gort-van Dijk und Rebecca Diekmann

Ein gesundes Körpergewicht ist wichtig, denn Menschen mit **Überge-wicht** erkranken häufiger an schweren Krankheiten. Übergewicht erhöht das Risiko für die Entstehung von Arthrose, insbesondere in den Knien. Bei Operationen, bei denen ein abgenutztes Hüft- oder Kniegelenk durch eine Prothese ersetzt wird, spielt die Ernährung eine wichtige Rolle. Vor dem Eingriff sollten Sie sich in einem guten körperlichen Zustand be-finden, denn so können Sie diesen besser verarbeiten. Außerdem sinkt das Risiko von Komplikationen und Nebenwirkungen der Operation und Ihre Genesung verläuft reibungsloser. Nach der Implantation soll Ihr

D. Gort-van Dijk
Universitätsklinikum Groningen,
Groningen, Niederlande
e-mail: d.gort-van.dijk@umcg.nl

R. Diekmann (✉)
Carl v. Ossietzky Universität Oldenburg, Fakultät VI-Medizin und Gesundheitswissenschaften, Department für Versorgungsforschung
Oldenburg, Deutschland
e-mail: rebecca.diekmann@uol.de

© Springer-Verlag GmbH Deutschland, ein Teil von Springer Nature 2020
M. Stevens et al. (Hrsg.), *Ratgeber neue Hüfte, neues Knie*,
https://doi.org/10.1007/978-3-662-61155-5_3

neues Gelenk so lange wie möglich „gesund erhalten" bleiben. Bei Übergewicht wird die Gelenkprothese unnötig belastet, was zu einer schnelleren Abnutzung führen kann. Das bedeutet, dass Übergewicht langsam reduziert werden muss bzw. ein Normalgewicht erhalten bleiben sollte.

Ein gesundes Körpergewicht
Übergewicht wird mit Erkrankungen wie Typ-2-Diabetes, Gallensteinen, Herz-Kreislauf-Erkrankungen (z. B. Bluthochdruck), Rücken- und Gelenkbeschwerden sowie bestimmten Krebsarten in Verbindung gebracht. Wann spricht man von einem „gesunden Körpergewicht"? Der **Body Mass Index** (BMI) in Verbindung mit dem Taillenumfang ist ein gutes Maß für ein **gesundes Körpergewicht**. Der BMI (Abb. 3.1) zeigt das Verhältnis von Körpergewicht (in kg) und Körpergröße und kann zur Einschätzung des Gesundheitsrisikos herangezogen werden. Wenn der BMI zwischen 18,5 und 25 liegt, geht man von einem gesunden Körpergewicht aus. Von Übergewicht spricht man, wenn der BMI zwischen 25 und 30 liegt. Sobald der BMI über 30 steigt, handelt es sich um **Adipositas** (starkes Übergewicht), und ab einem BMI von >40 liegt krankhafte Adipositas (krankhaftes Übergewicht) vor. Neben dem Körpergewicht ist auch die Verteilung des Körperfetts wichtig für Ihre Gesundheit. Fett im und um den Bauch herum ist gesundheitsschädlicher als das Fett an Hüf-

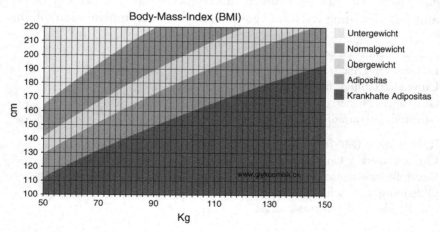

Abb. 3.1 Body Mass Index (BMI)

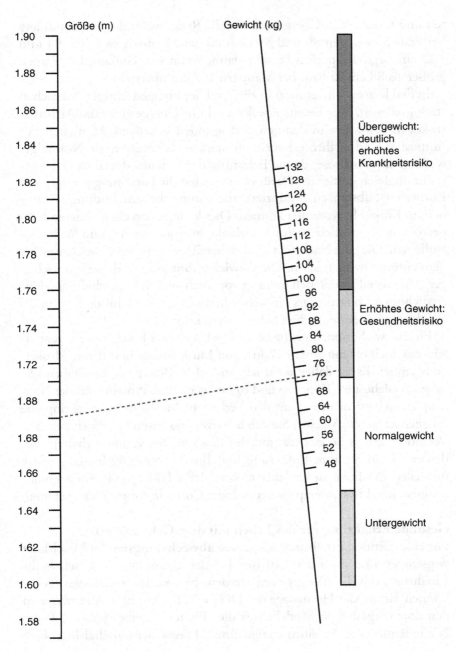

Abb. 3.1 (Fortsetzung)

ten und Gesäß. Von Übergewicht ist die Rede, wenn der Taillenumfang bei Frauen zwischen 80 und 88 cm und bei Männern zwischen 94 und 102 cm liegt. Adipositas besteht dann, wenn der Umfang bei Frauen größer als 88 cm ist bzw. bei Männern 102 cm übersteigt.

In den letzten Jahrzehnten ist die Zahl der übergewichtigen Menschen stark gestiegen. Wie bereits erwähnt, erhöht Übergewicht das Arthroserisiko, insbesondere in den gewichttragenden Gelenken. Menschen mit Adipositas und Arthrose haben oft stärkere Schmerzen als Normalgewichtige mit Arthrose, da die Belastung der Gelenke durch das Übergewicht ungleich größer ist. Darüber hinaus hat die Forschung gezeigt, dass Körperfett Substanzen produziert, die chronische Entzündungsreaktionen im Körper hervorrufen können. Dies kann neben allen anderen Körpersystemen natürlich auch die Gelenke in negativer Art und Weise beeinflussen. Die gute Nachricht ist, dass bereits ein geringer Gewichtsverlust dem entgegenwirken kann. Die **Gewichtsabnahme** ist daher ein wichtiger Bestandteil in der Behandlung von Arthrose. Wissenschaftliche Untersuchungen zeigen, dass ein Gewichtsverlust von mehr als 5 % in 20 Wochen zu einer deutlichen Schmerzreduktion führt.

Eine Gewichtsabnahme, insbesondere bei älteren Erwachsenen, geht allerdings auch oft mit einem Verlust von Muskelmasse und damit Muskelkraft einher. Es ist daher essenziell, so viel in Bewegung zu bleiben wie möglich (siehe auch Kap. 4, 5 und 6) und genügend Proteine mit der Nahrung zu sich zu nehmen, um den Verlust an Muskelmasse so gering wie möglich zu halten. Machen Sie sich bewusst, dass gesundes Abnehmen eine Veränderung des Lebensstils und des Ess- und Bewegungsverhaltens bedeutet. Wenn Sie Ihre Ernährung und Ihr Bewegungsverhalten effektiv umstellen möchten, ist es daher ratsam, dafür Hilfe durch einen Ernährungsberater, Physiotherapeuten und/oder Coach in Anspruch zu nehmen.

Gesunde Ernährung für das Leben mit dem Gelenkersatz

Für eine gesunde Ernährung sollte eine **abwechslungsreiche Mischkost** vorgezogen und nach den „10 Regeln" der Deutschen Gesellschaft für Ernährung (DGE) e.V. gegessen werden. Nähere Informationen hierzu können Sie auf der Homepage der DGE e.V. finden. Eine Alternative zu den dort vorgestellten Modellen ist die „Fünfer-Scheibe" (Abb. 3.2) des Niederländischen Ernährungszentrums. Dieses wissenschaftlich fun-

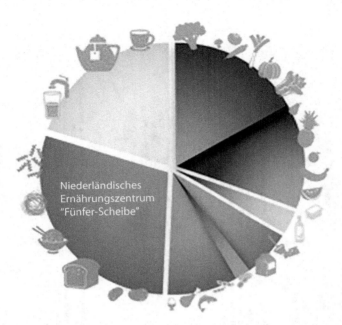

Niederländisches
Ernährungszentrum
"Fünfer-Scheibe"

Abb. 3.2 „Fünfer-Scheibe" des niederländischen Ernährungszentrums. (Mit freundlicher Genehmigung des Voedingscentrum Nederland 2019)

dierte Informationsmodell zur gesunden Ernährung basiert auf Empfehlungen des niederländischen Gesundheitsrates, des Nationalen Instituts für öffentliche Gesundheit und Umwelt und Expertenempfehlungen.

Eine gesunde Mischkost ist geprägt durch die Bevorzugung pflanzlicher vor tierischen Lebensmitteln. Eine gesunde Speisekarte ist reich an Gemüse, Obst, Hülsenfrüchten, ungesalzenen Nüssen, (fettem) Fisch und Vollkornprodukten. Zudem enthält sie ausreichend magere Milchprodukte und ist arm an rotem und verarbeitetem Fleisch, alkoholischen und zuckerhaltigen Getränken, Salz und gesättigten Fettsäuren, die z. B. in Bratfetten, in Crème fraîche, Croissants, gesalzenen Nüssen und Chips enthalten sind.

Die Rolle bestimmter Nährstoffe bei Arthrose

Arthrose ist eine chronische Krankheit, die „wellenförmig" verlaufen kann (das heißt, die Schmerzen können an einem Tag schlimmer, am nächsten weniger schlimm sein) und bei jedem Menschen anders voranschreitet.

Tipps für eine gesunde Ernährung

In jedem Fach der Fünfer-Scheibe finden Sie viele gesunde Auswahlmöglichkeiten.

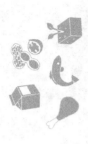

Viel Obst und Gemüse

Mindestens 250 Gramm Gemüse und 2 Portionen Obst pro Tag sind gesund: Wenn Sie viel Gemüse und Obst essen, reduzieren Sie das Risiko von Herz-Kreislauf-Erkrankungen, Darmkrebs und Typ-2-Diabetes.

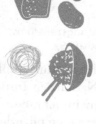

Streich- und Flüssigfette

Ungesättigte Fette sind gut für die Blutgefäße. Denken Sie an Öl und fettarme Margarine.

Vor allem Vollkornprodukte

Vollkornbrot, Vollkornnudeln, Vollkornreis, Vollkorn-Couscous: Wenn Sie genug davon essen, reduzieren Sie das Risiko von Herz-Kreislauf-Erkrankungen, Typ-2-Diabetes und Darmkrebs.

Durstlöscher ohne Zucker

Ihr Körper benötigt jeden Tag ausreichend Flüssigkeit – aber keine extra Zucker? Bestimmt nicht! Deshalb greifen Sie zu Getränken ohne Zuckerzusatz: Wasser, Kaffee, oder Tee.

Mehr pflanzlich, weniger tierisch

Das ist gut für Sie und für die Umwelt. Sie können zwischen Fisch, Hülsenfrüchten, Fleisch, Nüssen und Ei variieren. Eine rein vegetarische Kost ist auch möglich. Und verzehren Sie nicht mehr Milchprodukte als nötig.

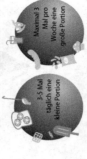

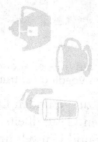

Maximal 3 Mal pro Woche eine große Portion

3-5 Mal täglich eine kleine Portion

Nicht zu viel und nicht zu oft

Der übermäßige Verzehr von Produkten, die viel Salz, Zucker oder gesättigte Fettsäuren enthalten oder arm an Ballaststoffen sind ist nicht empfohlen. Sie können die oben stehende Faustregel zur Hilfestellung nutzen.

Abb. 3.2 (Fortsetzung)

Ausgelöst durch starke Schmerzen oder durch die Einnahme bestimmter Medikamente können Ernährungsprobleme wie z.B. Appetitlosigkeit auftreten, die die Nahrungsaufnahme behindern. Zudem kann es schmerzbedingt auch zu praktischen Problemen im Alltag kommen, etwa weil man nicht einkaufen gehen kann oder aufgrund von Schmerzen beim längeren Stehen keine (warmen) Mahlzeiten zubereiten kann. Wenn die Nahrungsaufnahme über einen längeren Zeitraum beeinträchtigt ist, kann dies eine unvollständige Ernährung und damit die Gefahr einer Verschlechterung der Ernährungssituation zur Folge haben. Professionelle **Ernährungsberatung** kann eine gute Maßnahme zur Bestimmung der Vollständigkeit Ihrer Ernährung sein, um so Mangelernährung zu vermeiden. Eine Ernährungsberatung zielt darauf ab, Ernährungsprobleme aufzudecken und zu reduzieren, somit die Nahrungsaufnahme zu verbessern und dadurch zu einem gesunden Körpergewicht und einem guten Ernährungszustand beizutragen.

Es wurde viel über die Auswirkungen verschiedener alternativer Ernährungsweisen (z. B. das Weglassen bestimmter Produkte oder eine vegetarische Ernährung) und Nahrungsergänzungsmittel (z. B. die Wirkung von Fischöl, Antioxidanzien und spezifischen Vitaminen, Mineralien und Spurenelementen) geforscht. In den meisten Fällen sind die Ergebnisse bisher nicht überzeugend genug, um eine allgemeine Empfehlung aussprechen zu können. Aktuell gibt es keine spezifischen wissenschaftlich fundierten Ernährungsempfehlungen zur Behandlung von Arthrose. Dennoch können Sie z. B. im Internet auf Empfehlungen stoßen, von denen behauptet wird, dass sie Arthrose reduzieren. Diese Ratschläge sind in der Regel nicht ausreichend begründet und können entsprechend zu einer unvorteilhaften Ernährung führen.

Bekannt ist allerdings, dass man über die Ernährung chronische Entzündungsprozesse im Körper sowohl positiv als auch negativ beeinflussen kann. Verschiedene Bestandteile in unserer Nahrung wirken entzündungshemmend, andere dagegen entzündungsfördernd. Bei Gelenkbeschwerden kann daher eine dauerhafte Umstellung auf eine Ernährung, die reich an entzündungshemmenden Lebensmitteln ist, sehr hilfreich sein. Zu den entzündungshemmenden Substanzen in unserer Nahrung zählen z. B. Omega-3-Fettsäuren, Ballaststoffe und Probiotika, die Vitamine A, C, D und E sowie die Mineralstoffe Magnesium, Kupfer, Zink und Selen. Entzündungsfördernd dagegen wirken z. B. Omega-6-

Fettsäuren und Transfettsäuren, Zucker und industriell verarbeitete Kohlenhydrate, bestimmte Eiweiße wie Gluten und schließlich Alkohol.

Ernährung und Bewegung vor und unmittelbar nach der Operation
Ein guter Allgemein- und insbesondere Ernährungszustand vor einer Operation trägt zur besseren Rehabilitation und zu einer Minimierung von Risiken z. B. für Komplikationen und Nebenwirkungen der Behandlung entscheidend bei. Es ist daher wichtig, vor dem operativen Eingriff genügend Energie und Protein zu sich zu nehmen. **Energie** ist der Brennstoff, der z. B. benötigt wird, um sich zu bewegen. Aber auch für alle anderen Vorgänge in unserem Körper, wie z. B. die Atmung oder den Herzschlag, wird sie benötigt. Die Energie wird durch Kohlenhydrate, Proteine und Fette, die sogenannten Makronährstoffe, aus unserer Nahrung gewonnen. Wie viel Energie eine Person benötigt, hängt unter anderem von der individuellen Körpergröße, dem Alter, dem Geschlecht und der körperlichen sowie geistigen Aktivität ab. **Protein** wird insbesondere für den Aufbau und Erhalt der Muskeln (Muskelmasse) sowie unseres Blutes, für die Regeneration und (Wund-)Heilung z. B. nach einer Operation benötigt. Auch bei übergewichtigen Menschen ist eine ausreichende Zufuhr von Proteinen wichtig, denn auch sie bauen nach einer Operation bei unzureichender körperlicher Bewegung nicht zuerst die überschüssige Fettmasse, sondern vorhandene Muskelmasse ab. Achten Sie deshalb unbedingt auf eine ausreichende Aufnahme von Proteinen. Protein kommt in der Nahrung hauptsächlich in Fleisch (z. B. Geflügel), Fisch, vegetarischen Fleischersatzstoffen, Eiern und Milchprodukten (z. B. Joghurt, Milch, Quark, Sojamilchprodukte und Käse) vor. Nüsse und Hülsenfrüchte liefern ebenfalls viele Proteine. Um Ihren Tagesbedarf zu decken, ist es ratsam, etwa sechs kleine Mahlzeiten über den Tag verteilt zu essen, wobei Sie zu jeder Mahlzeit ein proteinreiches Produkt zu sich nehmen.

Genauso wichtig ist es, in Bewegung zu bleiben. Denken Sie z. B. an Spaziergänge, Radtouren, aber auch Haus- oder Gartenarbeit (siehe auch Kap. 4, 5 und 6). Nach Ihrer Operation, während Sie noch im Krankenhaus bleiben müssen, können Sie in Bewegung kommen, indem Sie z. B. regelmäßig den Stationsflur entlanggehen. Aber auch Sitzen an der Bettkante oder auf dem Stuhl und der Transfer zum Essen an den Tisch, anstatt im Bett zu bleiben, ist Bewegung! Außerdem können Sie schon in der Zeit im Krankenhaus erste Übungen durchführen, die der Kräftigung Ihrer Muskulatur dienen und somit einem Abbau von Muskelmasse entgegenwirken (siehe auch Kap. 4 – Übungen).

Wenn Sie nach der Operation feststellen, dass Sie z. B. aufgrund von Appetitlosigkeit nicht genug essen können, kann eine maßgeschneiderte Ernährungsberatung durch einen Experten, (z. B. einen Diätassistenten) hilfreich sein, um mit Ihnen gemeinsam darüber nachzudenken, wie Sie eine optimale Ernährung erreichen können. Auch wenn nach der Implantation Ihres neuen Gelenks Komplikationen wie z. B. eine nicht gut heilende Wunde oder eine Infektion der Prothese auftreten, ist es wichtig, zusätzliches Protein und genügend Kalorien über die Nahrung aufzunehmen.

Ernährung nach der Operation
Nach der Entlassung aus dem Krankenhaus ist es von Bedeutung, schrittweise zu einer normalen Ernährung zurückzukehren. Um sicherzustellen, dass Ihre neue Prothese so lange wie möglich hält, ist es essenziell, dass sie nicht überbelastet wird. Das bedeutet, insbesondere für Übergewichtige, dass das Körpergewicht reduziert werden muss. Normalgewichtige müssen dagegen darauf achten, nicht zu viel Gewicht zuzunehmen. Um zu verhindern, dass Sie Ihr Gewicht erhöhen, sollten Sie eine ausgewogene **Energiebilanz** anstreben. Das bedeutet, dass die Energie, die der Körper durch die Nahrung erhält, im Gleichgewicht mit der Energie steht, die Sie verbrauchen. Um ein gesundes Körpergewicht zu halten, sollten Sie daher nicht zu viel, aber auch nicht zu wenig essen und regelmäßig körperlich trainieren. Essen Sie abwechslungsreich und nicht zu viele zucker- und fettreiche Produkte. Nützliche Hilfsmittel bei der Auswahl gesunder Lebensmittel sind die bereits erwähnte „Fünfer-Scheibe" des niederländischen Ernährungszentrums (Abb. 3.2), die „10 Regeln" sowie die „Lebensmittelpyramide" der Deutschen Gesellschaft für Ernährung e.V. Die Adresse der Homepage der Deutschen Gesellschaft für Ernährung e.V. finden Sie im Abschn. *Nützliche Adressen* am Ende dieses Buches. Wenn Sie nach den Empfehlungen der oben genannten Informationsmodelle essen, werden Sie genug von allen Produkten zu sich nehmen, die Ihnen gesundheitliche Vorteile bringen, und alle Nährstoffe erhalten, die Sie brauchen, um sich fit zu fühlen.

Einen Überblick über gesunde Alternativen zu Lebensmitteln von deren übermäßigen Verzehr abgeraten wird erhalten Sie in Tab. 3.1.

Wichtigste Punkte

- Übergewicht erhöht das Arthroserisiko.
- Wissenschaftlich ausreichend fundierte Ernährungsempfehlungen für die Behandlung von Arthrose liegen derzeit noch nicht vor.
- Eine Ernährungsberatung zielt darauf ab, eventuell vorliegende Ernährungsprobleme aufzudecken und zu beheben und somit die Nahrungsaufnahme zu verbessern, sodass ein gesundes Körpergewicht und ein guter Ernährungszustand erreicht werden können.
- Mit einem guten Ernährungszustand wird die Operation besser überstanden, das Risiko für Komplikationen und Nebenwirkungen der Operation ist geringer, und die Rehabilitation verläuft reibungsloser.
- Im Falle von Übergewicht wird ein neues Gelenk unnötig belastet, was zum frühzeitigen Verschleiß der Prothese führen kann. Das bedeutet, dass es wichtig ist, das Körpergewicht zu reduzieren bzw. eine Gewichtszunahme zu verhindern.

Tab. 3.1 Liste mit Nahrungsmitteln, auf die Sie verzichten sollten, und mögliche Alternativen

Gemüse

Nicht empfohlen	Warum nicht?	Gesündere Alternative
Konservengemüse mit Zusatz von Zucker und/oder Salz	Konservengemüse wird in der Regel viel Salz und manchmal auch Zucker zugesetzt. Zu viel Salz zu essen wirkt sich negativ auf den Blutdruck aus	Frisches oder tiefgekühltes Gemüse bzw. Konservengemüse ohne Salz- oder Zuckerzusatz
Gemüsesäfte, Tomatensaft	Gemüsesäfte enthalten viel Zucker. Industriell hergestellte Gemüsesäfte sind zudem oft mit Salz gewürzt. Das Trinken von zuckerhaltigen Getränken wird mit Übergewicht und Typ-2-Diabetes in Verbindung gebracht	Leitungswasser, Tee und Kaffee ohne Zucker. Gemüse zu essen ist besser, als es zu trinken.
Fertiggerichte auf Gemüsebasis	Gemüse in Fertiggerichten wird in der Regel viel Sahne und Salz hinzugefügt. Das macht es zu einer weniger gesunden Wahl	Frisches Gemüse und Tiefkühlgemüse
Hülsenfrüchte mit Zuckerzusatz oder zu viel Salz	Diesen Produkten ist viel Zucker und/oder Salz zugesetzt. Der Verzehr von zu viel Salz wirkt sich ggf. negativ auf den Blutdruck aus	Getrocknete Früchte mit weniger als 0,5 g Salz pro 100 g und ohne Zuckerzusatz

Obst

Nicht empfohlen	Warum nicht?	Gesündere Alternative
Obstkonserven/ Fruchtcocktail	Dosenobst wird oft Zucker in Form von Sirup zugesetzt	Frisches Obst, Tiefkühlobst
Fruchtsäfte	In Säften steckt viel Zucker. Das Trinken von zuckerhaltigen Getränken wird mit Übergewicht und Typ-2-Diabetes in Verbindung gebracht	Leitungswasser, Tee und Kaffee ohne Zucker. Obst zu essen ist besser, als es in flüssiger Form zu trinken

(Fortsetzung)

Tab. 3.1 (Fortsetzung)

Obst

Nicht empfohlen	Warum nicht?	Gesündere Wahl
Apfelmus, Kompott, Fruchtsaucen	In der Regel wird diesen Lebensmitteln Zucker oder Saft (Konzentrat) zugesetzt. Außerdem ist Püree leichter zu essen als frisches Obst und daher weniger sättigend	Frisches Obst, tiefgefrorenes Obst oder pürierte Früchte <u>ohne</u> Zuckerzusatz

Öle und Speisefette

Nicht empfohlen	Warum nicht?	Gesündere Alternative
Margarine im Butterformat	Solche Margarine besteht hauptsächlich aus Palmfett oder Rapsöl. Der Anteil an gesättigten Fetten ist in diesen Produkten sehr hoch	Weiche Margarine oder fettarme Margarine
„Festes" Back- und Bratfett	Solche Produkte bestehen hauptsächlich aus Palmfett oder Rapsöl. Der Anteil an gesättigten Fetten ist in diesen Produkten sehr hoch	Flüssige Margarine oder flüssiges Speiseöl (z. B. Olivenöl)
Frittierfett	Der Anteil an gesättigten Fetten ist sehr hoch	Öl (z. B. Sonnenblumenöl). Oder entscheiden Sie sich für eine Zubereitungsmethode, die kein Frittierfett erfordert, wie z. B. Dünsten
Butter	Butter enthält einen hohen Anteil an gesättigten Fettsäuren	Weiche Margarine oder fettarme Margarine für Brot; flüssige Margarine oder flüssiges Fett zum Backen oder Braten
Kokosfett (Kokosöl)	Dies ist ein pflanzliches Fett mit einem hohen Anteil an gesättigten Fettsäuren	Andere pflanzliche Öle wie Sonnenblumenöl oder Olivenöl

Tab. 3.1 (Fortsetzung)

Fleisch und vegetarischer Fleischersatz

Nicht empfohlen	Warum nicht?	Gesündere Alternative
Verarbeitetes Fleisch und Geflügel, wie z. B Hamburger-Pattys, Rindfleisch oder mariniertes Fleisch	Es besteht ein Zusammenhang zwischen dem Verzehr von verarbeitetem Fleisch und einem erhöhtem Risiko für Schlaganfälle, Typ-2-Diabetes und Darmkrebs	Unverarbeitetes Fleisch (z. B. Schweinefilet, Steak oder Hähnchenbrustfilet) ohne Zusatzstoffe
Fettiges Fleisch, wie (Bauch-) Speck, Hackfleisch oder Lammkoteletts	Diese Produkte enthalten zu viel gesättigte Fettsäuren	Fettarmes (mageres) Fleisch wie Hähnchenbrustfilet, Putenfilet, Steak, Schweinefilet oder (extra) fettarmes Hackfleisch
Fleischwaren wie Wurst, Schinken und Pastete	Diese Fleischwaren sind industriell verarbeitetes Fleisch. Der Verzehr von industriell verarbeitetem Fleisch wird mit einem höheren Risiko für Schlaganfälle, Typ-2-Diabetes und Darmkrebs in Zusammenhang gebracht. Daher sollten Sie den Verzehr dieser Produkte so weit wie möglich einschränken	Herzhafte Brotbeläge wie z. B. Erdnussbutter oder Nusspaste (ohne Zuckerzusätze), Fisch, Ei, Humus mit wenig Salz, (gegrilltes) Gemüse, Käse, Ziegenweichkäse, Hüttenkäse, Milchaufstrich etc. sind eine gute Alternative
Fleischersatz mit zu viel Salz	Fleischersatzprodukte auf Pflanzenbasis wie pflanzliche Burger-Pattys, Bratlinge oder vegetarische Würste enthalten oft viel Salz	Tofu, Tempé oder andere pflanzliche Fleischersatzprodukte mit weniger als 1,1 g Salz pro 100 g

(Fortsetzung)

Tab. 3.1 (Fortsetzung)

Nüsse

Nicht empfohlen	Warum nicht?	Gesündere Wahl
Gesalzene Nüsse	Die Nüsse an sich sind gut, aber das zugesetzte Salz nicht. Der Verzehr von zu viel Salz wirkt sich ggf. negativ auf den Blutdruck aus	Ungesalzene Nüsse
Glasierte Nüsse, Schokonüsse oder Zuckererdnüsse	Die Glasuren enthalten viel Salz oder Zucker und gesättigte Fettsäuren	Ungesalzene Nüsse
Nussnugatcreme und Erdnussbutter mit Salz oder Zuckerzusatz	Diesen Produkten sind oft Salz und Zucker sowie oft auch ungesundes Fett mit einem hohen Anteil an gesättigten Fettsäuren hinzugefügt	Nussnugatcremes und Erdnussbutter aus 100 % Nüssen, denen weder Zucker noch Salz oder „billige" Fette wie z. B. Palmfett zugesetzt wurden

Milchprodukte

Nicht empfohlen	Warum nicht?	Gesündere Wahl
Milch- und Sojagetränke mit mehr als 6 g Zucker pro 100 g	Milchgetränken wird oft Zucker zugesetzt. Das Trinken von zuckerhaltigen Getränken wird mit Übergewicht und Typ-2-Diabetes in Verbindung gebracht	Entrahmte und halbfette Milch oder Buttermilch. Entrahmte und halbfette Milchgetränke mit <6 g Zucker pro 100 g
Pudding und andere Desserts mit Zuckerzusatz	Diese Desserts enthalten viel Zuckerzusatz und werden oft aus Vollmilchprodukten hergestellt	Fettarmer und halbfetter Joghurt
Vollmilch, vollfetter Joghurt und Quark	Vollmilch, vollfetter Joghurt und Quark enthalten viele gesättigte Fettsäuren	Fettarme und halbfette Milch und Joghurt sowie fettarmer Quark

Tab. 3.1 (Fortsetzung)

Milchprodukte

Nicht empfohlen	Warum nicht?	Gesündere Wahl
Pudding, Joghurt und Quark mit mehr als 6 g Zucker pro 100 g	Milchdesserts wie Pudding, Fruchtjoghurt und Fruchtbrei enthalten oft große Mengen an Zucker. Vollfette Versionen dieser Lebensmittel enthalten zudem viele gesättigte Fettsäuren	Fettarmer oder teilentrahmter Joghurt oder fettarme und teilentrahmte Milchdesserts mit <6 g Zucker pro 100 g
Eiscreme, Softeis und Joghurteis	Diese Arten von Eiscreme enthalten viele gesättigte Fettsäuren und/oder Zucker	Tiefgekühlte Früchte, wie z. B. Himbeeren, Heidelbeeren, Erdbeeren, oder Brombeeren. Wassereis und Sorbet-Eiscreme sind nicht empfehlenswert, aber dennoch eine bessere Alternative, da sie weniger Kalorien enthalten
Vollfetter Käse	Käsesorten mit >45% Fett enthalten viele gesättigte Fettsäuren	Fett- und salzreduzierte Käsesorten
Feta-Käse	Feta-Käse enthält sehr viel Salz	Mozzarella, frischer Ziegenkäse oder Hüttenkäse
Crème fraîche, Kochcremes, Sauerrahm	Solche Cremes enthalten viele gesättigte Fette	In einigen Rezepten können Sie alternativ fettarmen Joghurt oder fettarmen Hüttenkäse verwenden
Sahne oder Sprühsahne	Schlagsahne bzw. Sprühsahne enthält viel gesättigtes Fett und Zucker	z. B. Magerquark

(Fortsetzung)

Tab. 3.1 (Fortsetzung)

Milchprodukte

Nicht empfohlen	Warum nicht?	Gesündere Wahl
Pflanzliche Proteingetränke wie Sojagetränke, Reismilch und Mandelmilch mit mehr als 6 g Zucker pro 100 g oder unzureichendem Protein, Kalzium und Vitamin B12	Diese pflanzlichen Getränke enthalten zu wenig Nährstoffe und/oder zu viel Zucker	Magermilch, teilentrahmte Milchprodukte oder Sojagetränke mit <6 g Zucker pro 100 g und ausreichend Eiweiß (3 g), Kalzium (80 mg) und Vitamin B12 (0,24 mg) sind eine bessere Wahl

Brot, Getreideprodukte und Kartoffeln

Nicht empfohlen	Warum nicht?	Gesündere Wahl
Weißbrot	Weißbrot enthält nur wenige Fasern	Vollkornbrot oder Schwarzbrot
Knäckebrot und Zwieback	Knäckebrot und Zwieback enthalten viele gesättigte Fette und Transfette. Zudem enthalten sie zu wenig Ballaststoffe	Vollkornbrot oder Vollkornknäckebrot
Croissants	Der Blätterteig enthält viel gesättigtes Fett und wenig Ballaststoffe	Vollkornbrot oder Schwarzbrot

Tab. 3.1 (Fortsetzung)

Brot, Getreideprodukte und Kartoffeln

Nicht empfohlen	Warum nicht?	Gesündere Wahl
Frühstückscerealien mit Zuckerzusatz, wie z. B. Knuspermüsli oder Cornflakes	Diese verarbeiteten Frühstückscerealien enthalten oft sehr viel Zucker, Salz und gesättigte Fettsäuren	Haferflocken, einfache Müslis und andere Vollkorngetreide ohne Salzzusatz und wenig bis gar keinen Zuckerzusatz
Weiße Nudeln, weißer Reis, weißer Couscous	Diese verarbeiteten Produkte werden von ihren Fasern befreit	Vollkornnudeln, Vollkornreis und Vollkorn-Couscous
Fertigkartoffelpüree	Solchen Produkten wird oft viel Salz zugesetzt und sie enthalten nicht zu empfehlende Speisefette	Hausgemachtes Kartoffelpüree aus Salzkartoffeln und etwas entrahmter oder teilentrahmter Milch ist eine bessere Alternative
Frittierte Kartoffelprodukte wie z. B. Pommes frites	Das Frittieren bringt viel Fett mit sich, diese Produkte enthalten also viele Kalorien	Salzkartoffeln, Bratkartoffeln (benutzen Sie zum Anbraten flüssige Fette wie z. B. Sonnenblumenöl) oder Ofenkartoffeln

Getränke

Nicht empfohlen	Warum nicht?	Gesündere Wahl
Kaffee aus Espressomaschinen	Kaffee aus Espressomaschinen enthält viel Koffein. Diese Substanz erhöht den Cholesterinspiegel. Dies erhöht z. B. das Risiko eines Herzinfarkts oder Schlaganfalls	Gefilterter Kaffee (z. B. normaler Filterkaffee, Kaffeepads) enthält weniger Koffein als Kaffee aus Espressomaschinen

(Fortsetzung)

Tab. 3.1 (Fortsetzung)

Getränke

Nicht empfohlen	Warum nicht?	Gesündere Wahl
Gemüse- und Fruchtsäfte	In Säften steckt viel Zucker. Der übermäßige Verzehr von Säften wird mit Übergewicht und Typ-2-Diabetes in Verbindung gebracht	Leitungswasser, Tee und Filterkaffee ohne Zucker. Gemüse und Obst sollten besser gegessen als in flüssiger Variante zu sich genommen werden
Alkohol	Ein hoher Alkoholkonsum erhöht das Risiko eines Schlaganfalls und das Auftreten verschiedener Krebsarten. Mäßiger Alkoholkonsum zeigt sowohl günstige als auch ungünstige Folgen	Der allgemeine Ratschlag ist: Trinken Sie keinen Alkohol! Wenn allerdings ein genereller Alkoholverzicht nicht in Frage kommt, sollten Sie nicht mehr als 1 Glas pro Tag trinken
Erfrischungsgetränke, Sportgetränke, Energy-Drinks, Eistee	Alle diese Getränke enthalten sehr viel Zucker. Übermäßiger Konsum solcher Getränke wird mit Übergewicht und Typ-2-Diabetes in Verbindung gebracht	Leitungswasser, Filterkaffee und Tee ohne Zucker

Kuchen, Süßigkeiten und Snacks

Nicht empfohlen	Warum nicht?	Gesündere Wahl
Süßigkeiten wie Weingummi, Lakritz und Mäusespeck	Diese Süßigkeiten enthalten sehr viel Zucker	Frisches Obst oder eine Handvoll Trockenfrüchte

Tab. 3.1 (Fortsetzung)

Kuchen, Süßigkeiten und Snacks

Nicht empfohlen	Warum nicht?	Gesündere Wahl
Kuchen, Müsliriegel, Lebkuchen	Diese Lebensmittel enthalten viel zugesetzten Zucker und/oder viel gesättigtes Fett	Greifen Sie lieber einmal zu einem Vollkornbrot mit 100%iger Nusspaste
Gebäck	Kekse enthalten große Mengen Zucker und/oder viel gesättigtes Fett	Ungesalzene Nüsse, Studentenfutter oder eine Handvoll Trockenfrüchte
Chips und Flips	Diese Produkte enthalten viel gesättigte Fettsäuren und Salz	Snack-Gemüse oder ungesalzene Nüsse
Schokolade	Schokolade enthält viel Zucker und gesättigte Fettsäuren	Frisches Obst und ungesalzene Nüsse

Brotaufstrich

Nicht empfohlen	Warum nicht?	Gesündere Wahl
Süßer Brotaufstrich wie Marmelade, Honig, Schokostreusel oder Sirup	Solche Brotaufstriche enthalten große Mengen (an hinzugefügtem) Zucker	Obst auf Brot ist eine gesunde süße Alternative, etwa Bananen-, Erdbeer-, Apfel- oder Birnenscheiben
Würzige Brotbeläge wie Brotsalate, verzehrfertiger Humus mit zu viel Salz	Hier ist zu viel Salz drin	Hüttenkäse mit Gurkenscheiben oder Tomate, Rettich etc. können eine gute Alternative sein. Fisch, wie Lachs oder Hering, sind ebenfalls denkbare Alternativen

(Fortsetzung)

Tab. 3.1 (Fortsetzung)

Gewürze und Aromen

Nicht empfohlen	Warum nicht?	Gesündere Wahl
Gewürzmischungen mit Salz wie z. B. Sojasauce, Sambal, Brühe, Senf etc.	Diese Produkte enthalten viel Salz	Frische Kräuter, getrocknete Kräuter (Mischungen) ohne Salz, Zwiebeln, Knoblauch, Chilipfeffer und (Balsamico-) Essig
Fertige Salatdressings	Hier sind zu viel Salz und Zucker drin	Selbstgemachtes Dressing aus Öl und Essig mit Pfeffer und Gewürzen, Zitronensaft oder ein Dressing aus magerem oder teilentrahmtem Joghurt und Gewürzen sind eine gute Alternative
Soßen wie Fleischsauce, Ketchup, Mayonnaise und Knoblauchsauce	Diese Produkte enthalten zu viel Salz und Zucker und zu wenig Nährstoffe	Soßen aus Bratfett gewürzt mit Zwiebeln und Tomaten, Soße aus püriertem Gemüse wie Tomaten, Zwiebeln und Knoblauch, fettarmer Joghurt oder fettarmer Quark mit Kräutern
Zucker oder Honig im Joghurt	Enthält Kalorien und liefert keine zusätzlichen Nährstoffe	Aromatisieren Sie Ihren Joghurt lieber mit frischen oder gefrorenen Früchten oder Trockenfrüchten
Zucker in Kaffee und Tee	Der Verzehr von zuckerhaltigen Getränken wird mit Fettleibigkeit und Typ-2-Diabetes in Verbindung gebracht	Kaffee und Tee ohne Zucker oder mit Süßstoff, Kaffee und Tee mit teilentrahmter Milch

Mit freundlicher Genehmigung des Niederländischen Ernährungszentrums (Voedingscentrum Nederland 2019)

4

DIE REHABILITATION – Wie Sie wieder fit und aktiv werden

Sophie Thölken, Geartruda Wijbenga,
Tanja Mooibroek-Leeuwerke und Gesine Seeber

S. Thölken (✉)
Reha-Zentrum am Meer
Bad Zwischenahn, Deutschland
e-mail: s.thoelken@rehazentrum-am-meer.de

G. Wijbenga • T. Mooibroek-Leeuwerke
Abteilung für Rehabilitation, Universitätsklinikum Groningen
Groningen, Niederlande
e-mail: t.m.mooibroek@umcg.nl; g.wijbenga@umcg.nl

G. Seeber
Universitätsklinik für Orthopädie und Unfallchirurgie Pius-Hospital
Oldenburg, Medizinischer Campus Universität Oldenburg
Oldenburg, Deutschland
e-mail: gesine.seeber@uni-oldenburg.de

Elektronisches Zusatzmaterial Die elektronische Version dieses Kapitels enthält Zusatzmaterial, das berechtigten Benutzern zur Verfügung steht https://doi.org/10.1007/978-3-662-61155-5_4. Die Videos lassen sich mit Hilfe der SN More Media App abspielen, wenn Sie die gekennzeichneten Abbildungen mit der App scannen.

Vor und nach der Implantation Ihres neuen Hüft- oder Kniegelenks werden Sie mit **Physiotherapeuten** und ggf. auch **Ergotherapeuten** in Kontakt kommen. Physiotherapeuten behandeln Menschen mit Beschwerden des Haltungs- und Bewegungsapparates. In Ihrem Fall hilft Ihnen der Physiotherapeut vor und nach der Operation, Ihre Hüfte oder Ihr Knie (wieder) besser zu bewegen. Dieses wird vor allem durch ein gezieltes Übungsprogramm geschehen. Darüber hinaus wird der Physiotherapeut Ihnen wichtige Tipps und Hinweise für Ihren Alltag geben. Ergotherapeuten behandeln und beraten Menschen, die Einschränkungen bei Aktivitäten des täglichen Lebens (**„Activities of Daily Life"/ADL**) haben, wie z. B. Waschen und Ankleiden, Hausarbeit und Hobbys. Sie beraten und schulen Patienten dahingehend, trotz der individuellen Einschränkungen ein möglichst selbstständiges Leben zu führen.

Vorbereitung auf den Hüft- oder Kniegelenkersatz – die „Prähabilitation"

Es empfiehlt sich, bereits im Vorfeld der Hüft- oder Knieprothesenimplantation ein gezieltes Übungsprogramm unter Anleitung eines Physiotherapeuten durchzuführen. Dieses müssen nicht die Therapeuten des Krankenhauses sein, in dem Sie operiert werden; eine solche Vorbereitung können Sie selbstverständlich auch mit einem Physiotherapeuten bei Ihnen zu Hause, also wohnortnah durchführen. Durch ein gezieltes Training wird versucht, die Muskelkraft und -ausdauer in Ihrem Bein schon vor dem operativen Eingriff zu verbessern. Es ist bekannt, dass sich körperliche Aktivität positiv auf die Muskelkraft und Koordination auswirkt. Eine größere Muskelkraft und bessere Koordination können z. B. das Sturzrisiko reduzieren und zu harmonischerer Belastung der Gelenke führen. Darüber hinaus können Sie bereits vor der Operation unter Anleitung des Physiotherapeuten das Gehen mit Gehhilfen üben.

Damit Sie optimal auf den bevorstehenden Eingriff vorbereitet sind, empfiehlt es sich, einen Beratungstermin bei Ihrem behandelnden Arzt/ Operateur zu vereinbaren. In diesem Informationsgespräch wird, neben der Operation selbst, auch alles Wichtige zur Aufnahme in das Krankenhaus sowie zur Nachbehandlungs-/Rehabilitationszeit besprochen. Gegebenenfalls verschreibt Ihr Orthopäde Ihnen auch präoperativ bereits ein Rezept für Krankengymnastik oder Manuelle Therapie, um Sie durch einen Physiotherapeuten gezielt auf die Implantation vorbereiten zu lassen. In einigen Krankenhäusern werden vor der Operation zusätzlich Informationsveranstaltungen angeboten, in denen Erklärungen zu den mit dem Eingriff in Zusammenhang stehenden Abläufen sowie zur Rehabilitation im Anschluss an die Operation gegeben werden.

Einige Übungen können Sie bereits auch ohne therapeutische Begleitung vor der Implantation Ihres neuen Gelenks alleine zu Hause durchführen. Geeignete Übungen für die Zeit vor dem Einsetzen der Hüft- bzw. Knieprothese werden Ihnen weiter hinten in diesem Kapitel in den Abschnitten *Übungen vor der Operation/zur Vorbereitung auf die Operation* vorgestellt.

Rehabilitation nach Hüft- oder Kniegelenkersatz

Rehabilitation nach Hüftgelenkersatz

In der Regel ist es erlaubt, das operierte Bein nach der Operation vollständig zu belasten. Am ersten postoperativen Tag wird ein Physiotherapeut zu Ihnen auf das Zimmer kommen. Er wird Ihnen erklären, was Sie während der Zeit im Krankenhaus erwartet. Ihr Physiotherapeut, Ihr behandelnder Arzt und das Pflegepersonal werden Ihnen im Laufe Ihres stationären Aufenthalts beibringen, welche Bewegungen Sie ggf. nicht durchführen dürfen und welche Bewegungen und Übungen für Sie geeignet sind. Diese Informationen können von Patient zu Patient und von Krankenhaus zu Krankenhaus unterschiedlich ausfallen, da sie von Faktoren wie z. B. dem Operationsverlauf, dem Operationszugang, der verwendeten Prothese oder auch von patientenindividuellen Faktoren abhängig sind.

Die im Anschluss an die Implantation durchzuführenden Übungen dienen sowohl der Mobilisation als auch der Kräftigung Ihres operierten Beines. Innerhalb der ersten 1–2 postoperativen Tage werden Sie aus dem Bett aufstehen und mit Gehhilfen unter Aufsicht eines Physiotherapeuten auf ebener Strecke gehen. Diese Gehhilfen können ein hoher Gehwagen, ein Gehbock, ein Rollator oder Unterarmgehstützen sein. Wenn Sie bereits vor der Operation Gehhilfen benutzt haben, ist es sinnvoll, diese in das Krankenhaus mitzubringen. Sie werden zudem lernen, wie man sich unter Einhaltung der nach dem Eingriff zunächst gültigen **Bewegungsrichtlinien** richtig hinsetzt, hinlegt, von einem Stuhl aufsteht etc. Außerdem wird mit Ihnen geübt, wie man mit den Gehhilfen Treppen

steigt. In den meisten Krankenhäusern wird Sie ebenfalls ein Ergotherapeut während Ihres Aufenthaltes besuchen, um Ihnen Informationen
über die Aktivitäten des täglichen Lebens zu geben, bei welchen es aufgrund der Operation besondere Dinge zu beachten gibt.

Die Gefahr einer sogenannten **Hüftgelenksluxation** (das heißt das
Auskugeln des Hüftkopfes aus der Gelenkpfanne) ist in den ersten 12
postoperativen Wochen am größten. Die Stabilität des Hüftgelenks
hängt hauptsächlich von der Gelenkkapsel sowie den Bändern und den
Muskeln des Hüftgelenks ab. Eine Folge der Operation ist, dass die Gelenkkapsel, die Bänder und die Muskeln geschwächt sind. Infolgedessen
verliert das Hüftgelenk für eine gewisse Zeit einen Teil seiner Stabilität.
Deshalb dürfen Sie innerhalb dieser Zeit ggf. einige Bewegungen nicht
durchführen. Dies kann natürlich die Aktivitäten des täglichen Lebens,
wie z. B. Füße waschen, Socken und Schuhe an-/ausziehen, etwas vom
Boden aufheben, von der Toilette aufstehen, das Ein- und Aussteigen aus
dem Auto und allerhand andere Aktivitäten beeinflussen. Auch nach den
ersten 12 Wochen bleibt das Risiko einer Luxation der Hüftprothese bestehen. Dieses gilt insbesondere bei Kombinationsbewegungen im Hüftgelenk. Im Prinzip können Sie jedoch nach einiger Zeit alle Bewegungen
wieder durchführen, solange Sie Kombinationsbewegungen vermeiden.

In diesem Kapitel möchten wir Ihnen erläutern, was Sie innerhalb der
ersten 12 Wochen bei Ihren alltäglichen Bewegungen beachten sollten,
und Sie bekommen eine Reihe von Tipps und Hinweisen für die Zeit
nach Ablauf dieser zentralen Zeitspanne.

Die Art der Operation und vor allem des Operationszugangs ist die
Maßgabe dafür, welche Bewegungen Sie in den ersten drei Monaten nach
der Operation nicht ausführen dürfen. Im Folgenden werden zunächst
die Bewegungsbeschränkungen für den hinteren und seitlichen Zugang
(mit der Narbe auf der Rückseite bzw. an der Außenseite der Hüfte) beschrieben. Im Anschluss daran werden die Bewegungsbeschränkungen
für den vorderen Zugang, bei dem sich die Narbe auf der Vorderseite
der Hüfte befindet (AMIS-Hüfte), aufgezeigt. Es gelten nicht in allen
Krankenhäusern dieselben Bewegungsbeschränkungen und im Allgemeinen sind sie in den letzten Jahren weniger streng geworden. **Informieren**

Sie sich daher bitte bei Ihrem Operateur, welche spezifischen Bewegungsbeschränkungen für Sie zu beachten sind.

Bewegungsbeschränkungen bei hinterem und seitlichem Zugang
Abb. 4.1, 4.2 und 4.3

Bewegungsbeschränkungen bei vorderem Zugang
Abb. 4.4, 4.5 und 4.6

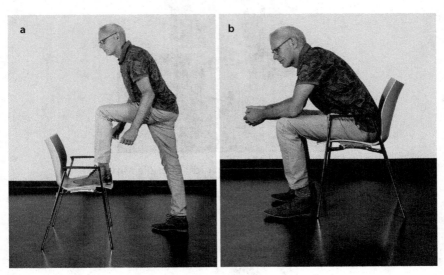

Abb. 4.1   Beugen Sie Ihre Hüfte nicht über 90 Grad

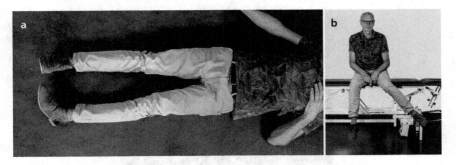

Abb. 4.2   Drehen Sie das operierte Bein nicht, vor allem nicht nach innen

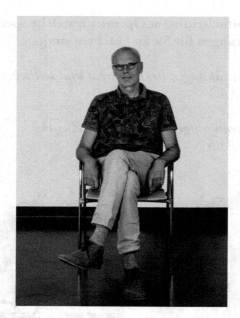

Abb. 4.3 Bewegen Sie das operierte Bein nicht über die Mittellinie Ihres Körpers

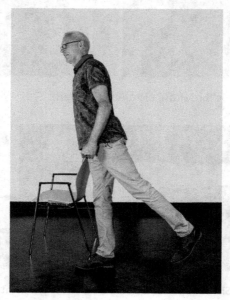

Abb. 4.4 Strecken Sie das operierte Bein nicht zu weit nach hinten

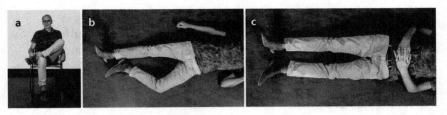

Abb. 4.5 Drehen Sie das operierte Bein nicht, vor allem nicht nach außen

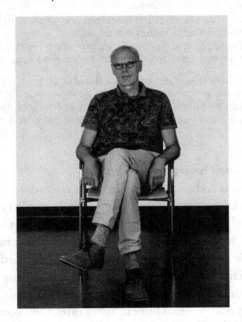

Abb. 4.6 Bewegen Sie das operierte Bein nicht über die Mittellinie Ihres Körpers

Für die oben genannten Operationstechniken gilt zusätzlich:

- Erzwingen Sie keine Bewegungen in Ihrer Hüfte – hören Sie auf Ihren Körper.
- Vermeiden Sie Spitzenbelastung in Ihrer Hüfte, wie z. B. Joggen und Springen.
- Stellen Sie sich möglichst immer auf beide Beine.
- Variieren Sie während Ihrer täglichen Aktivitäten zwischen Gehen, Sitzen und Stehen.

- Arbeiten Sie effizient; vermeiden Sie unnötige Belastung.
- Richten Sie Ihre Umgebung sicher und bequem ein; entfernen Sie z. B. alle Teppiche oder anderweitigen Stolperfallen im Haus.

Wichtigste Punkte

- In den ersten 12 Wochen nach der Operation ist das Risiko einer Hüftgelenksluxation am größten.
- Bewegungsbeschränkungen bei hinterem und seitlichem Zugang:
  - Beugen Sie Ihre Hüfte nicht über 90 Grad.
  - Drehen Sie das operierte Bein nicht, vor allem nicht nach innen.
  - Bewegen Sie das operierte Bein nicht über die Körpermittellinie.

- Bewegungsbeschränkungen bei vorderem Zugang:
  - Strecken Sie das operierte Bein nicht zu weit nach hinten.
  - Drehen Sie das operierte Bein nicht, vor allem nicht nach außen.
  - Bewegen Sie das operierte Bein nicht über die Körpermittellinie.

Rehabilitation nach Kniegelenkersatz

In der Regel ist es erlaubt, das operierte Bein nach dem Eingriff vollständig zu belasten. Am ersten Tag nach der Operation wird ein Physiotherapeut zu Ihnen auf das Zimmer kommen. Er wird Ihnen erklären, wie die Rehabilitationszeit im Krankenhaus abläuft. Es ist wichtig, dass Sie Ihr Knie so bald wie möglich wieder bewegen. Daher wird mit Ihnen gemeinsam sehr schnell begonnen, das Knie in Richtung Beugung (Flexion) und Streckung (Extension) zu mobilisieren. Damit Sie schnell wieder sicher stehen und gehen können, ist es essenziell, dass Ihr Knie nach der Operation baldmöglichst wieder reibungslos funktioniert und Sie wieder Kraft in Ihrem operierten Bein bekommen. In vielen Krankenhäusern wird nach einer Knieprothesenimplantation eine Bewegungsschiene, auch CPM-Schiene (= Continuous Passive Motion) genannt, verwendet. Dabei handelt es sich um ein Gerät, auf welches Ihr Bein aufgelegt wird, um dann maschinell täglich für eine gewisse Zeit passiv in Richtung Beugung und Streckung durchbewegt zu werden.

Innerhalb der ersten 1–2 postoperativen Tage werden Sie, normalerweise unter der Aufsicht des Pflegepersonals, aus dem Bett aufstehen und unter der Anleitung eines Physiotherapeuten auch die ersten Gehversuche mit Gehhilfen auf ebener Strecke unternehmen. Diese Gehhilfen können ein hoher Gehwagen, ein Gehbock, ein Rollator oder Unterarmgehstützen sein. Wenn Sie bereits vor der Operation Gehhilfen benutzt haben, ist es sinnvoll, diese ins Krankenhaus mitzubringen. Außerdem wird mit Ihnen geübt, wie Sie mit Gehhilfen Treppen steigen können. Nach der Implantation einer Knieprothese bekommen Sie keine Bewegungsbeschränkungen. Im Gegenteil – es ist wichtig, das Kniegelenk so schnell und so viel wie möglich zu bewegen, um Muskelkraft aufzubauen und zu verhindern, dass das operierte Knie steif wird. Aus diesen Gründen benötigen Sie in der Regel wenig Unterstützung von Seiten eines Ergotherapeuten. Sollten Sie jedoch Einschränkungen in den alltäglichen Aktivitäten wie z. B. beim Anziehen von Socken und Schuhen haben, kann auch ein Ergotherapeut an Ihrer Rehabilitation beteiligt sein.

Wichtigste Punkte

- Es ist essenziell, dass Sie Ihr Knie nach der Operation schnellstmöglich wieder gut bewegen.
- Es ist wichtig, dass Ihr Knie schnell wieder reibungslos funktioniert und Sie die Kraft in Ihren Beinen verbessern, um gut stehen und gehen zu können.
- Nach der Implantation einer Kniegelenkprothese bestehen keine Bewegungsbeschränkungen für das operierte Knie.

Physio- und Ergotherapie bei Hüft- oder Kniegelenkersatz nach der Zeit im Krankenhaus

Schon während Ihres stationären Aufenthalts im Krankenhaus werden Mitarbeiter des Sozialdienstes auf Sie zukommen, um mit Ihnen die Weiterbehandlung/die weitere Versorgung nach der Zeit im Krankenhaus zu besprechen. In der Regel wird Ihnen die Frage gestellt werden, ob Sie im Anschluss an den Krankenhausaufenthalt eine stationäre oder eine ganztagsambulante Rehabilitation, oft auch als Anschlussheilbehandlung bezeichnet, durchführen möchten. Ein entsprechender Antrag wird gemeinsam mit Ihnen über den Sozialdienst des Krankenhauses gestellt. Es ist üblich, dass im Falle einer stationären Rehabilitation eine Verlegung in eine spezialisierte Rehabilitationseinrichtung entweder direkt aus dem Krankenhaus heraus erfolgt oder Sie noch einige Tage zu Hause verbringen, bevor Sie in die Rehabilitationseinrichtung verlegt werden. Sollten Sie sich für eine ganztagsambulante Rehabilitation entscheiden, werden Sie bereits einige Tage nach der Entlassung aus dem Krankenhaus mit den ambulanten Rehabilitationsmaßnahmen beginnen. Alle Informationen bezüglich der medizinischen Rehabilitation im Anschluss an Ihre Operation bekommen Sie von den Mitarbeitern des Krankenhaussozialdienstes. Zögern Sie nicht, die entsprechenden Mitarbeiter auch eigenaktiv anzusprechen, um Ihre Fragen loszuwerden.

Manchmal stellt sich heraus, dass eine medizinische Rehabilitation im Anschluss an den stationären Krankenhausaufenthalt aufgrund einer zu geringen körperlichen Leistungsfähigkeit noch nicht möglich ist. Sollten Sie in so einem Fall zu Hause nicht ausreichend versorgt sein, kann es vorkommen, dass Sie für eine gewisse Zeit in eine Einrichtung der Kurzzeitpflege verlegt werden.

Sollten Sie sich dazu entscheiden, nicht an einer medizinischen Rehabilitationsmaßnahme teilzunehmen, können Sie sich von Ihrem Hausarzt oder Orthopäden Rezepte für Physio- und/oder Ergotherapie ausstellen lassen. Sie können dann die verschriebenen Behandlungen in einer entsprechenden Praxis in Ihrer Nähe durchführen. Auch wenn Sie an einer medizinischen Rehabilitationsmaßnahme teilgenommen haben, können Sie von Ihrem Hausarzt oder Orthopäden weiterhin physiotherapeutische Behandlungen verschrieben bekommen, wenn eine Weiterbehandlung im Anschluss an die stationäre oder ganztagsambulante Rehabilitationsmaßnahme noch notwendig ist. Darüber hinaus ist es zu jeder Zeit ratsam, selbstständig Übungen durchzuführen. Welche Übungen für Sie im Speziellen in den verschiedenen Phasen der Rehabilitation geeignet sind, erklärt und zeigt Ihnen Ihr Physiotherapeut im Krankenhaus, im Rehabilitationszentrum und/oder in der Physiotherapiepraxis.

Aktivitäten des täglichen Lebens mit Hüft- oder Kniegelenkersatz
Aufgrund der oben genannten Bewegungsbeschränkungen nach der Operation sind einige Aktivitäten des täglichen Lebens oftmals schwierig zu verrichten. Die folgenden Ratschläge und Hilfsmittel stellen sicher, dass Sie diese Aktivitäten trotz Ihrer Bewegungseinschränkungen selbst-

ständig ausführen können. Nach etwa 12 Wochen können Sie meist alle Bewegungen wieder problemlos durchführen.

Hinsetzen und Aufstehen

Wählen Sie für den Alltag Sitzgelegenheiten, die so hoch sind, dass Sie Ihre Füße beim Sitzen noch auf den Boden aufstellen können. Ein Stuhl mit Armlehnen ermöglicht die Verringerung der Gewichtsbelastung des operierten Beines beim Aufstehen. Dies wird Ihnen das Aufstehen erleichtern. Achten Sie darauf, dass zwischen der Kniekehle und dem Stuhl ausreichend Platz bleibt, damit Ihre Gefäße nicht eingeengt werden und der oftmals noch vorhandene Gelenkerguss ungehindert abheilen kann. Achten Sie beim Sitzen auch darauf, dass Ihre Oberschenkel gerade nach vorne zeigen, Ihre Knie also etwas auseinandergehalten werden. Die Füße stehen bestenfalls senkrecht unterhalb der Kniegelenke.

Wenn Sie aus dem Sitzen aufstehen wollen, geht das wie folgt:

1. Stellen Sie die Fersen nah an den Stuhl heran, rücken Sie auf der Sitzfläche nach vorne und strecken Sie Ihr operiertes Bein leicht nach vorne. Anschließend neigen Sie den Oberkörper über das nicht operierte Bein nach vorne.
2. Drücken Sie sich, falls vorhanden, über die Armlehnen hoch. Hat ein Stuhl keine Armlehnen, stützen Sie sich auf dem Oberschenkel des nicht operierten Beins ab. Auch andere Hilfsmittel wie z. B. ein Tisch oder Ihre Gehhilfen können zum Abstützen genutzt werden.
3. Bei leichter Kniebeugung erfolgt nun die restliche Streckung beider Knie bis zum vollen Stand.

Wenn Sie sich hinsetzen möchten, geht das wie folgt:

1. Stellen Sie sich rückwärtig an den Stuhl, bis Sie den Kontakt der Sitzfläche in den Kniekehlen spüren.
2. Greifen Sie nun, falls vorhanden, nach den Armlehnen hinter Ihnen und beugen Sie beide Knie leicht an.

3. Nun strecken Sie das operierte Bein weiter nach vorne aus und senken den Körper, kontrolliert über Ihre Arme, auf die Sitzfläche ab.

Hilfsmittel:

• Sorgen Sie beim Sitzen für eine ausreichend hohe Sitzfläche. Die Sitzfläche sollte auf Höhe der Kniekehle oder höher als die Kniekehle sein. Sitzerhöhungen wie z. B. ein Stuhlkissen können ggf. hilfreich sein. Achten Sie darauf, möglichst stabile Stühle, ggf. mit Armlehnen zu nutzen.

• Bettpfostenerhöhungen, Matratzenauflagen oder eine zusätzliche Matratze können sinnvoll sein, um ein niedriges Bett zu erhöhen, sodass Sie leichter aus dem Bett aufstehen und ins Bett einsteigen können.

• Eine Toilettenerhöhung erleichtert es Ihnen, von der Toilette aufzustehen bzw. sich auf die Toilette zu setzen. Ein Handgriff an der Toilette kann Ihnen zusätzlichen Halt beim Hinsetzen und Aufstehen geben.

Bücken

Sie sollten sich in der ersten Zeit nach der Operation nicht zu tief hinunterbücken. Wenn Sie etwas vom Boden aufheben wollen, können Sie versuchen, dieses mit einer speziellen Greifzange zu tun (**„Helfende Hand" oder „helping hand"**, Abb. 4.7). Sollte dieses Hilfsmittel nicht genutzt werden können, stellen Sie Ihr operiertes Bein etwas nach hinten, bevor Sie sich bücken (Abb. 4.8). Am besten stehen Sie dabei mit der operierten Seite an einem Stuhl oder einem Tisch, um sich daran sicher festhalten zu können. Mit Ihrer freien Hand können Sie dann problemlos etwas vom Boden aufheben.

Hinweis zum Bücken für Patienten mit einer Hüftprothese mit vorderem Operationszugang

Da bei Ihnen die Gefahr des Herausspringens des Hüftkopfes aus der Pfanne bei der Bewegung in Richtung Hüftbeugung nicht besteht, können Sie sich beim Aufheben von Gegenständen vom Boden ganz normal bücken. Sie sollten eher das weite Strecken des Beines nach hinten vermeiden.

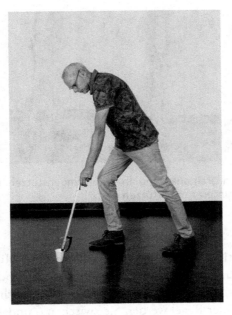

Abb. 4.7 Einen Gegenstand mit der „Helfenden Hand" vom Boden aufheben

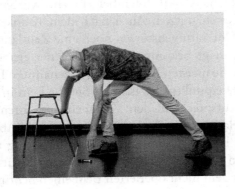

Abb. 4.8 Einen Gegenstand ohne Hilfsmittel vom Boden aufheben

Hinweis zum Bücken für Patienten mit einer Kniegelenkprothese
Sollte es Ihnen nach der Operation schon möglich sein, sich schmerzfrei „normal" zu bücken, dürfen Sie dies auch tun und müssen nicht wie oben beschrieben vorgehen.

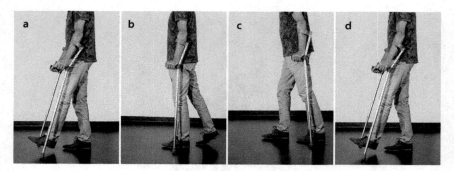

Abb. 4.9 Gehen im Dreipunktgang an Unterarmgehstützen. Das operierte Bein wird zwischen die Unterarmgehstützen gestellt

Gehen

Nach der Operation werden Sie eine Zeit lang mit Hilfsmitteln gehen müssen. Der Grund hierfür ist, dass das Wundgebiet und die Muskulatur rund um das operierte Gelenk während der Heilung nicht zu sehr belastet werden sollen. In der Regel werden Sie zwischen 6 und 12 Wochen nach der Operation an Unterarmgehstützen oder einem anderen Hilfsmittel gehen. Im Krankenhaus wird Ihnen beigebracht, wie Sie Ihre Unterarmgehstützen am besten nutzen. Auch nach dem Krankenhausaufenthalt werden Sie Ihre Unterarmgehstützen noch eine Zeit lang benutzen müssen, wie Sie es gezeigt bekommen haben. In der ersten Zeit nach der Operation gehen die meisten Patienten im sogenannten **Dreipunktgang**. Der Vorteil des Dreipunktgangs ist, dass Sie Ihr Bein in der ersten postoperativen Zeit entsprechend den Vorgaben und Ihrem Wohlbefinden entlasten bzw. belasten können. Der Dreipunktgang (Abb. 4.9) geht wie folgt: Stellen Sie beide Unterarmgehstützen ein wenig nach vorne und das operierte Bein zwischen die beiden Unterarmgehstützen. Machen Sie anschließend mit dem nicht operierten Bein einen Schritt und stellen Sie es vor dem operierten Bein ab. Danach stellen Sie die Unterarmgehstützen zusammen mit dem operierten Bein wieder nach vorne.

Sie sollten so lange im Dreipunktgang gehen, bis Sie Ihr operiertes Bein wieder voll belasten dürfen. In einem späteren Stadium der Rehabilitation wird Ihnen Ihr Physiotherapeut ggf. weitere Optionen des Gehens an Unterarmgehstützen zeigen, die bei erlaubter Vollbelastung

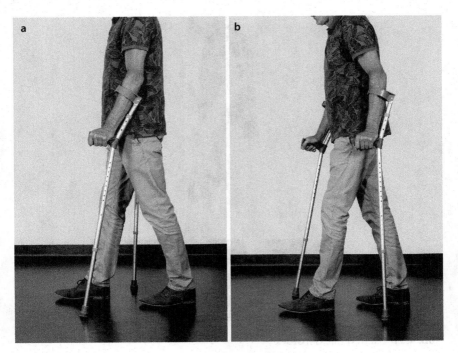

Abb. 4.10 Gehen im Vierpunktgang an Unterarmgehstützen

alternativ durchgeführt werden können. Eine solche Alternative wäre z. B. der sogenannte **Vierpunktgang** (Abb. 4.10). Hierbei stellen Sie das linke Bein gleichzeitig mit der rechten Unterarmgehstütze nach vorne. Danach stellen Sie das rechte Bein und die linke Unterarmgehstütze nach vorne. Diese Art des Gehens ist allerdings nur geeignet, wenn Sie Ihr Bein nach der Operation schon voll belasten dürfen und dieses auch schmerzfrei durchführen können.

In den ersten sechs postoperativen Wochen sollten Sie beim Gehen immer beide Unterarmgehstützen nutzen. Bei gestatteter Vollbelastung dürfen Sie dabei das operierte Bein voll belasten. Tragen Sie festes Schuhwerk und gehen Sie täglich – am besten auch im Freien. Dabei gibt es keine allgemeine Empfehlung, wie lange und wie weit Sie gehen sollen oder dürfen. Es empfiehlt sich jedoch, lieber mehrere kurze Spaziergänge durchzuführen als einen sehr langen. Wenn Sie sich umdrehen wollen,

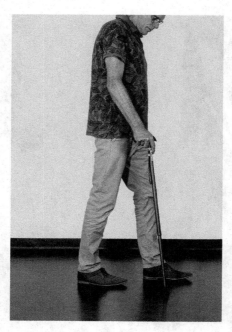

Abb. 4.11   Gehen mit Gehstock

dann tun Sie dies langsam und setzen dabei immer das operierte Bein zu-sammen mit dem Rumpf. Es ist besser, beim Gehen einen kleinen Bogen zu laufen als direkt auf der Stelle, über das operierte Bein, zu drehen. Wenn Sie im Verlauf der Rehabilitation dann mit einem Gehstock gehen möchten, halten Sie diesen auf der nicht operierten Seite (Abb. 4.11). Wenn Sie also am linken Bein operiert wurden, halten Sie den Gehstock in der rechten Hand und umgekehrt. Setzen Sie dann den Gehstock im-mer zeitgleich mit dem operierten Bein nach vorne. Anschließend ma-chen Sie den Schritt mit dem nicht operierten Bein und überholen das operierte Bein dabei. Achten Sie darauf, dass Sie sich so aufrecht wie möglich halten und machen Sie die Schritte so symmetrisch wie möglich (gleiche Schrittlänge).

Es gibt neben Unterarmgehstützen und Gehstock noch weitere Hilfs-mittel, die Sie beim Gehen unterstützen können, z. B. ein Rollator, ein Gehbock oder ein hoher Gehwagen. Manchmal wird in Absprache mit

Ihnen entschieden, dass Sie eines der oben genannten Hilfsmittel als Alternative zu den Unterarmgehstützen nutzen sollen.

Treppensteigen

Das Treppensteigen mit Unterarmgehstützen geschieht folgendermaßen:

Treppe hochgehen: Halten Sie sich mit einer Hand am Handlauf fest und nehmen Sie beide Unterarmgehstützen, von welchen Sie allerdings nur eine zum Abstützen benutzen, in die andere Hand (Abb. 4.12 und 4.13). Setzen Sie zuerst das nicht operierte Bein auf die nächsthöhere Stufe und folgen Sie dann mit dem operierten Bein und der Unterarmgehstütze. (**Merke: „Gesund geht es bergauf ...“**)

Treppe runtergehen: Halten Sie sich mit einer Hand am Handlauf fest und nehmen Sie beide Unterarmgehstützen, von welchen Sie eine zum Abstützen benutzen, in die andere Hand. Setzen Sie zuerst das operierte Bein zusammen mit der Unterarmgehstütze auf die nächsttiefere Stufe und folgen Sie dann mit dem nicht operierten Bein (**Merke: „... und krank geht es bergab.“**) (Abb. 4.12 und 4.13)

Waschen und Anziehen

Anfangs ist es ratsamer, die Dusche anstatt der Badewanne zu benutzen. Hier ist es für Sie leichter, mit dem neuen Hüft- oder Kniegelenk ein- und auszusteigen. Um das Risiko eines Sturzes zu reduzieren, sorgen Sie für einen festen Duschstuhl und/oder legen Sie eine rutschfeste Matte auf den Boden des Badezimmers und/oder der Dusche. Sorgen Sie außerdem dafür, genügend Halt beim Ein- und Aussteigen zu haben – z. B. in Form eines Haltegriffes. Wenn Sie zu Hause nur eine Badewanne haben oder in eine hohe Duschwanne steigen müssen, ist es ratsam, zuerst das nicht operierte Bein einsteigen zu lassen, um dann, unter Festhalten am Badewannenrand oder am Haltegriff, mit dem operierten Bein nachzusteigen. Das Aussteigen geschieht in umgekehrter Reihenfolge. Um in die Badewanne einzusteigen, kann auch ein Badewannenbrett ein nützliches Hilfsmittel sein. Achten Sie beim Waschen und Ankleiden Ihres Unterkörpers auch immer auf die Bewegungen, die Sie nicht ausführen dürfen.

In der Zeit, in der man sich nach Implantation einer Hüftprothese z. B. noch nicht tief bücken darf, kann zum Waschen der Füße und Beine eine Rückenbürste hilfreich sein. Wenn Sie Schwierigkeiten beim

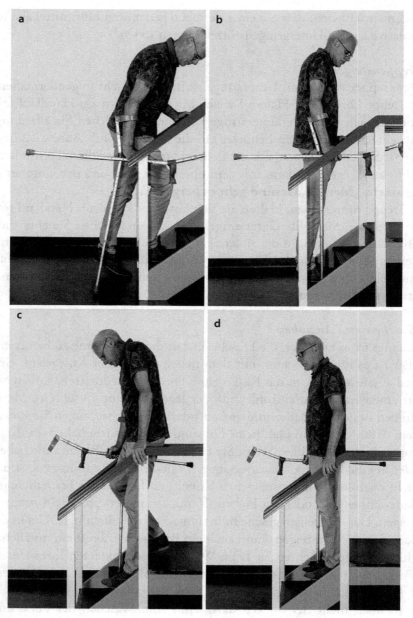

Abb. 4.12 Treppensteigen mit Geländer. Treppauf: nicht operiertes Bein zuerst; treppab: operiertes Bein und Gehhilfen zuerst

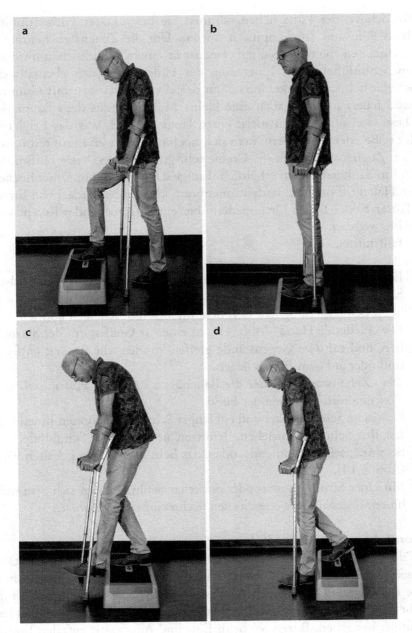

Abb. 4.13 Treppensteigen ohne Geländer. Treppauf: nicht operiertes Bein zuerst; treppab: operiertes Bein und Gehhilfen zuerst

Abtrocknen der Füße haben, können Sie bei intakter Fußsensibilität einen Fön zum Trockenpusten nutzen. Um die Zehenzwischenräume zu trocknen, nehmen Sie ggf. einen mit einem Handtuch umwickelten Schuhlöffel. Zum Eincremen der Füße eignet sich ebenfalls ein Schuhlöffel, eine Rückenbürste, an der ein Waschlappen mit Gummiband fixiert ist, oder auch eine kleine Malerrolle aus dem Baumarkt. Diese Utensilien haben meist einen längeren Stiel, was das Erreichen der Füße erleichtert, wenn man sich noch nicht so weit hinunterbücken darf. Zugleich lässt sich die Creme sehr gut verteilen. Viele Hilfsmittel sind in Sanitätshäusern erhältlich. Einige davon, z. B. ein Duschhocker, ein Haltegriff oder ein Badewannenbrett, können bei Bedarf von Ihrem Hausarzt oder Ihrem Orthopäden über ein entsprechendes Rezept verordnet werden.

Hilfsmittel:

- Ein Duschstuhl (entweder ein spezieller Duschstuhl aus dem Sanitätsbedarf oder alternativ ein Gartenstuhl aus Kunststoff mit stabilen Beinen) ermöglicht es Ihnen, im Sitzen duschen zu können.
- Die „Helfende Hand" (Abb. 4.7) ist eine Art Greifer, mit der Sie kleinere und mittlere Gegenstände greifen können, die zu weit entfernt sind oder auf dem Boden liegen.
- Der „Zehenwascher" oder die Badebürste sind gute Hilfsmittel zum Waschen und Trocknen der Füße.
- Elastische Schnürsenkel und ein langer Schuhlöffel können Ihnen helfen, Ihre Schuhe anzuziehen. Benutzen Sie den langen Schuhlöffel von beininnenseitig kommend, sodass das Bein nach außen gehalten wird (Abb. 4.14).
- Mit einer Strumpfhosen- oder Sockenanziehhilfe lassen sich Strumpfhosen, Kniestrümpfe oder Socken leichter anziehen (Abb. 4.15).

Autofahren und Fahrradfahren

Während der ersten Zeit nach der Operation dürfen Sie nicht selbstständig als Auto- oder Radfahrer am Straßenverkehr teilnehmen. Besprechen Sie mit Ihrem behandelnden Arzt, wann dies wieder möglich sein wird. Aber auch als Beifahrer müssen Sie das richtige Ein- und Aussteigen ins Auto beherrschen. Bitten Sie beim Ein- und Aussteigen ggf. den Fahrer

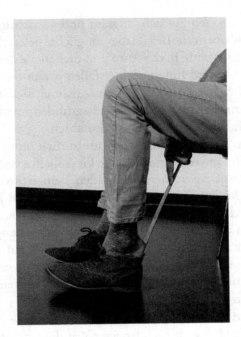

Abb. 4.14 Benutzung eines langen Schuhlöffels

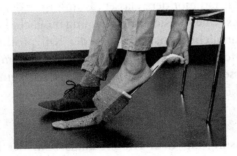

Abb. 4.15 Benutzung einer Strumpfanziehhilfe. Achtung: Hüfte nicht über 90° beugen

um Hilfe. Wie Sie unter Einhaltung der Bewegungsvorgaben sicher ins Auto ein- bzw. aus dem Auto aussteigen, lesen Sie hier:

Einsteigen: Fahren Sie den Sitz so weit wie möglich zurück und stellen Sie die Rückenlehne leicht nach hinten. Stellen Sie sich mit dem Rücken zum Auto und setzen Sie sich langsam und vorsichtig auf den Sitzplatz. Halten Sie das operierte Bein dabei möglichst gestreckt. Stellen Sie nun beide Beine gleichzeitig in das Auto und drehen Sie den Rumpf zeitgleich mit herum. Dies wird Ihnen leichter fallen, wenn Sie zuvor eine Plastiktüte auf den Sitz gelegt haben. Sie ermöglicht es, sich ohne große Mühen auf dem Sitz zu drehen. Aus Sicherheitsgründen müssen Sie die Plastiktüte unter sich wegziehen, bevor Sie losfahren.

Aussteigen: Legen Sie die Plastiktüte zurück unter Ihr Gesäß, indem Sie Ihr Gewicht abwechselnd auf eine Gesäßhälfte verlagern. Drehen Sie dann den Rumpf zusammen mit beiden Beinen Richtung Tür, bis Sie beide Beine gleichzeitig aus dem Auto herausstellen können. Rutschen Sie nun vorsichtig nach vorne, sodass Sie an der Kante der Sitzfläche sitzen. Halten Sie das operierte Bein gestreckt. Beugen Sie das nicht operierte Bein an und platzieren Sie Ihre Hände auf dem Sitz oder am Türpfosten, um sich während des Aufstehens abstützen zu können. Drücken Sie sich nun aus der Kraft Ihres nicht operierten Beines und Ihrer beider Arme in den Stand hoch.

Um **Fahrrad fahren** zu können, muss sich Ihr Knie mehr als 110 Grad beugen lassen. Sollte auch nach längerer Zeit die Beugung des mit der Prothese versorgten Knies noch nicht möglich sein, können Sie sich verkürzte Kurbeln an Ihr Fahrrad montieren lassen. Damit ist es dann auch bei geringerer Mobilität des Knies in Richtung Beugung möglich, Fahrrad zu fahren.

Für die Fahrtauglichkeit nach Hüft- oder Knieprothese gilt generell: Bevor Sie als Auto- oder Fahrradfahrer wieder aktiv am Straßenverkehr teilnehmen, müssen Sie mindestens in der Lage sein, eine Vollbremsung durchführen zu können.

Haushalt

Nach der Entlassung aus dem Krankenhaus bzw. der Rehabilitationsklinik achten Sie bitte darauf, alle Rutsch- und Stolperfallen im Haushalt und Garten zu beseitigen. Legen Sie z. B. Teppichbrücken beiseite und denken Sie bitte auch an im Weg liegende Kabel vom Staubsauger, Fernseher, der Stehlampe etc. Passen Sie auch auf Ihre Haustiere auf, die Ihnen ggf. in den Weg laufen könnten.

Einige Tätigkeiten im Haushalt, bei denen Verdrehungen im Hüft- oder Kniegelenk auftreten können, sollten für die ersten 12 postoperativen Wochen vermieden werden. Hierbei handelt es sich um Aktivitäten wie z. B. Staubsaugen, Wischen und/oder Fegen. Ebenfalls eingeschränkt für diese Zeit ist die Gartenarbeit, denn auch hierbei gibt es Bewegungen, bei denen im Knie oder in der Hüfte leicht Verdrehungen auftreten können. Haben Sie eine Knieprothese bekommen, vermeiden Sie vor allem das Arbeiten in knienden Positionen, in denen Sie sich auf ihrem operierten Bein abstützen müssten. Dies ist in der ersten Zeit eine zu große Belastung für die Knieprothese. Für die Zeit nach den ersten 12 Wochen kann eine Kniebank ein nützliches Hilfsmittel bei Gartenarbeiten sein. Solche Kniebänke sind meist mit zwei Haltegriffen und einer gepolsterten Auflage ausgestattet, wodurch das Aufstützen/Hochstützen erleichtert und auch das Knien auf dem operierten Knie ermöglicht wird.

Freizeitaktivitäten
Es ist ratsam, es am Anfang langsam angehen zu lassen. Sie werden mehrere Wochen mit Hilfsmitteln gehen müssen. Probieren Sie regelmäßig zu gehen und Ihre Gehstrecke stetig zu erweitern. Ihr Physiotherapeut kann Ihnen dabei helfen. Bezüglich der alltäglichen Aktivitäten zu Hause, wie z. B. Abwaschen, Staubsaugen oder anderer Hausarbeiten, fragen Sie Ihren Physio- oder Ergotherapeuten, was zu beachten ist. Beide können Ihnen wichtige Tipps zur Entlastung Ihres operierten Beines geben. Nach einiger Zeit können Sie wieder mit sportlichen Aktivitäten, wie z. B. Radfahren, Wandern, Nordic Walking, Fitnesstraining, Schwimmen oder (Volks-)Tanzen beginnen. Weitere Informationen zu diesem Thema finden Sie in Kap. 6 dieses Buches.

Wichtigste Punkte
- Aufgrund des operativen Eingriffs und der zu beachtenden Verhaltensrichtlinien sind einige tägliche Aktivitäten schwer durchführbar.
- Verwenden Sie so viele Hilfsmittel wie möglich, um alltägliche Aktivitäten wie An- und Ausziehen, Waschen und Hausarbeiten durchzuführen.
- Generell dürfen Sie nach drei Monaten wieder Auto und Fahrrad fahren.

Sexualität nach Hüft- oder Kniegelenkersatz
Chronischer Schmerz und Steifigkeit im Bereich des unteren Rückens sowie der Hüft- oder Kniegelenke können einen erheblichen Einfluss auf

die allgemeine Lebensqualität und auf das Sexualleben von Betroffenen haben. Frauen mit Hüftschmerzen sind in ihrem Sexualleben oftmals deutlich mehr eingeschränkt als Männer, da bei vielen Sexualpraktiken der erforderliche Bewegungsumfang der Hüften in Bezug auf Beugung und Abspreizen für Frauen erheblich größer ist als für Männer. Eingeschränkte Beweglichkeit und Schmerzen im Kniegelenk können ebenfalls erhebliche Auswirkungen auf das Sexualleben haben. Wissenschaftliche Studien konnten jedoch zeigen, dass das Sexualleben nach Einsatz eines künstlichen Hüft- oder Kniegelenks sich sowohl für Männer als auch insbesondere für Frauen deutlich verbessert. Allerdings scheint das Thema „Sexualität mit künstlichem Gelenkersatz" sowohl von Patienten als auch von Ärzten eher stiefmütterlich behandelt zu werden. Bei den Betroffenen herrscht daher eine große Unsicherheit, ab wann eine Wiederaufnahme der sexuellen Aktivität möglich ist und welche Vorsichtsmaßnahmen beachtet werden müssen, um das künstliche Gelenk zu schützen. Die sehr wenigen wissenschaftlichen Untersuchungen zu diesem Thema lassen bisher keine bzw. nur wenige stichhaltige Informationen zu, sodass keine allgemeingültigen Empfehlungen gegeben werden können.

Sexuelle Aktivität nach Einsatz einer Hüftprothese

Das größte Problem bei einer frühen Wiederaufnahme der sexuellen Aktivität nach Einsatz einer Hüftprothese ist die Gefahr der Verrenkung **(Hüftluxation)**. Die Heilung des gelenkumgebenden Gewebes (insbesondere der hinteren stabilisierenden Strukturen des Hüftgelenks), des Unterhautfettgewebes sowie auch der Haut selber dauert ca. 4 Wochen. Gerade die Verletzungen im Unterhautfettgewebe können zunächst noch eine Weile schmerzhaft sein – insbesondere wenn der Eingriff unter Verwendung eines hinteren Operationszugangs durchgeführt wurde. Der vordere und seitliche Zugang, die beide die gelenkumgebenden stabilisierenden Strukturen weitgehend intakt lassen, stellen ein geringeres Risiko für eine frühe Verrenkung der Hüfte nach der Operation dar und ermöglichen dadurch eine frühere Wiederaufnahme der sexuellen Aktivität. Laut einer Untersuchung französischer Wissenschaftler ist Sex für die meisten Patienten ab dem dritten Monat nach Einsatz der Hüftprothese wieder möglich. Betrachtet man nur die männlichen Patienten, so zeigt sich, dass diese ihre sexuelle Aktivität tendenziell früher, das heißt bereits zwei Monate nach dem Eingriff, wieder aufnehmen können. Der Grund hierfür ist, dass die meisten Stellungen für Männer mit geringerer Gelenkbelastung und kleinerem Bewegungsausmaß (das heißt geringerer Abspreizbewegung und Außendrehung) der Hüftgelenke einhergehen. Zudem stellten Wissenschaftler fest, dass Männer vor und nach dem Einsatz der künstlichen Hüfte während des Sexualakts die gleichen Positionen einnehmen können wie vor der Operation, wogegen sich die Positionen der Frauen nach der Operation erheblich von denen vorher unterscheiden. Nach dem Einsatz einer Hüftprothese wählen Frauen demnach bevorzugt Positionen in Rückenlage. Dies minimiert das Verletzungsrisiko. Sexualpraktiken, bei denen die operierte Frau in Rückenlage liegt, können daher ohne großes Risiko frühzeitig wieder aufgenommen werden. Um die allgemeinen Bewegungsempfehlungen nach dem Einsatz eines künstlichen Hüftgelenks auch beim Sexualakt nicht außer Acht zu lassen, wird bei Praktiken, für die der operierte Partner auf der Seite liegen muss, empfohlen, dass die operierte Seite oben liegt und der Unterschenkel durch ein Kissen oder den Partner stabilisiert wird. Diese absolut notwendige Vorsichtsmaßnahme kann allerdings die Qualität der sexuellen Beziehung beeinträchtigen und ist somit sicher nur eingeschränkt empfehlenswert.

Eine neuere wissenschaftliche Untersuchung analysierte die Gefahr des knöchernen Gegeneinanderschlagens (**Impingement**) der künstlichen Hüfte während 12 gängiger Sexualpraktiken (Abb. 4.16). Hier zeigte sich, dass nur eine dieser Stellungen für Männer mit einem erhöhten Risiko einhergeht (Stellung 8). Diese Stellung erfordert sehr viel Außendrehung des Beines in Kombination mit Überkreuzen der Körpermittellinie (Adduktion) und Streckung im Hüftgelenk (Extension). Diese Stellung ist somit für Männer mit Hüftprothese nicht ratsam.

Für Frauen gab es mehrere Stellungen, die ungünstig erschienen (Stellung 3, 5, 8 und 10). Alle erfordern eine extreme Beugung (Flexion) im Hüftgelenk, was die Empfehlung nahelegt, Stellungen mit extremer Beugung des operierten Beines zu vermeiden, um das künstliche Gelenk nicht überzubeanspruchen.

Zusammenfassend kann gesagt werden, dass die Stabilität einer Hüftprothese bei Einhaltung einiger weniger Vorsichtsmaßnahmen und Vermeidung extremer Stellungen während des Sexualakts nicht gefährdet ist.

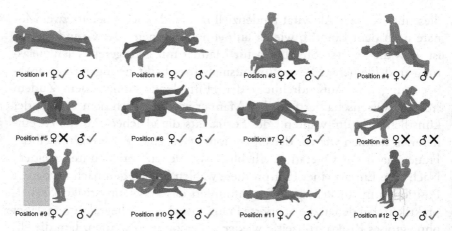

Abb. 4.16 Untersuchte Positionen und Empfehlungen. (Adaptiert nach Charbonnier et al. 2014, mit freundlicher Genehmigung)

Um herauszufinden, welche Empfehlungen Orthopäden ihren Patienten zum Thema Sex nach Einsatz einer Hüftprothese geben, wurde vor einigen Jahren eine Umfrage unter amerikanischen Orthopäden durchgeführt. Zwei Drittel der befragten Ärzte (67 %) vertraten die Meinung, dass die Aufnahme der sexuellen Aktivität nach 1 bis 3 Monaten wieder sicher sei. Patienten mit einem Prothesenwechsel (**Revision**) sollten allerdings etwas länger warten, bevor sie wieder sexuell aktiv werden, da die gelenkumgreifenden Stabilisatoren nach Revisionseingriffen längere Heilungszeit benötigen. Die am häufigsten empfohlenen Stellungen waren solche, die keine extreme Hüftbeugung und Drehungen der Beine nach innen oder außen verlangten. Zudem sollten die gewählten Stellungen nicht mit einer Bewegung des operierten Beines über die Körpermittellinie hinweg einhergehen.

Eine Frage, die sich viele Frauen stellen, die bereits im jüngeren und somit gebärfähigen Alter eine künstliche Hüfte eingesetzt bekommen sollen oder bereits eine entsprechende Operation hinter sich haben, ist die Frage nach der Gefährdung der Hüftprothese durch **Schwangerschaft** und Geburt. Finnische Wissenschaftler konnten in einer großangelegten Studie herausfinden, dass eine Geburt keinen negativen Einfluss auf die Haltbarkeit der Prothese hat. Frauen brauchen sich demnach nicht zu sorgen, wenn sie bereits eine Hüftprothese haben, bevor sie schwanger werden.

Praktische Informationen für Patienten mit einer Hüftprothese
Am Anfang kann es schwierig sein, Sex mit dem Partner zu haben, da die einzunehmenden Positionen schmerzhaft oder unangenehm sein können. Es ist wichtig, sich Zeit zu nehmen und miteinander über die jeweiligen Erwartungen zu reden. Besprechen Sie mit Ihrem Partner, wie Sie eine bequeme Position finden und dennoch den folgenden Bewegungsbeschränkungen folgen können:

• Vermeiden Sie es, Ihre Hüfte mehr als 90 Grad zu beugen.
• Vermeiden Sie es, Ihr operiertes Bein über die Mittellinie Ihres Körpers zu bewegen.
• Vermeiden Sie es, Ihr operiertes Bein nach innen zu drehen.
• Vermeiden Sie Schmerzen, Stress und Müdigkeit und hören Sie auf Ihren Körper.

Sie können ca. 3–4 Wochen nach der Operation wieder sexuell aktiv werden. Um der Gefahr einer Verrenkung der Hüfte auszuweichen, sollten Sie allerdings ein paar Vorgaben beachten. In Abb. 4.16 (Stellung 1, 2, 4, 6, 7, 9, 11 und 12) und Abb. 4.17 sehen Sie die empfohlenen Stellungen für Männer bzw. Frauen. Verwenden Sie Kissen, um Ihr operiertes Bein zu stützen und bitten Sie Ihren Partner, Ihnen zu helfen, sich im sicheren Bewegungsbereich zu bewegen.

Sexuelle Aktivität nach Einsatz einer Knieprothese
Insgesamt muss bei der Wiederaufnahme der sexuellen Aktivität nach Einsatz einer Knieprothese deutlich weniger beachtet werden als nach Einsatz einer Hüftprothese. Dennoch sind die Betroffenen laut Studien erst später wieder sexuell aktiv als diejenigen mit einer künstlichen Hüfte. Durch anfänglich noch vorliegende Schwellungen und Schmerzen kann es nach dem Eingriff einige Wochen dauern, bis die Knieprothese so eingeheilt, beweglich und belastbar ist, dass Sex problemlos wieder möglich ist. In der ersten Zeit können Stellungen, die mit Gewichtsbelastung des Knies einhergehen, schmerzhaft oder unangenehm sein. Im Durchschnitt sind Patienten ca. 10 Wochen postoperativ wieder sexuell aktiv. Tatsächlich muss allerdings ein Drittel ihre Positionen während des Aktes entsprechend anpassen, um ihr künstliches Kniegelenk nicht zu

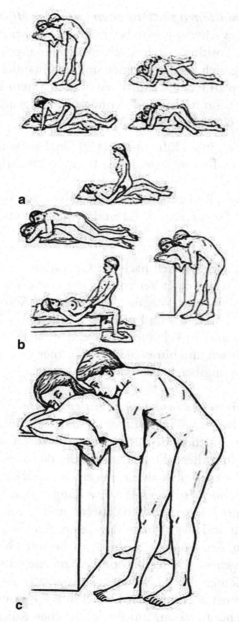

Abb. 4.17 Empfohlene Stellungen (*a*= für Männer; *b*= für Frauen, *c*= wenn beide operiert sind). (Adaptiert nach Dahm et al. 2004, mit freundlicher Genehmigung)

sehr zu strapazieren. Sechzig Prozent aller Betroffenen geben an, dass die Fähigkeit, mit künstlichem Kniegelenk sexuell aktiv zu sein, sich bis zu 12 Monate nach der Operation stetig verbessert. Generell kann gesagt werden, dass Positionen, in denen der betroffene Partner knien muss, vermieden werden sollten, da die dabei entstehende Belastung auf das künstliche Kniegelenk zu groß werden kann. Zu bevorzugen sind Stellungen, in denen der betroffene Partner auf der Seite oder dem Rücken liegt.

Praktische Informationen für Patienten mit Knieprothese

Am Anfang kann es problematisch sein, Sex mit dem Partner zu haben, da die einzunehmenden Stellungen schmerzhaft oder unangenehm sein können. Es ist wichtig, sich Zeit zu nehmen und miteinander über die jeweiligen Erwartungen zu reden. Besprechen Sie mit Ihrem Partner, wie Sie eine bequeme Position finden und dennoch den folgenden Positionsbeschränkungen folgen können:

- Vermeiden Sie Stellungen, in denen Sie auf Ihrem betroffenen Knie knien müssen.
- Vermeiden Sie Schmerzen, Stress und Müdigkeit und hören Sie auf Ihren Körper.

Es gibt keine feste Vorgabe, ab wann Sie nach Implantation einer Knieprothese wieder sexuell aktiv sein dürfen. In Studien wird ein Zeitraum von ca. 10 Wochen nach der Operation angegeben. Dieser Zeitpunkt kann allerdings individuell länger oder kürzer ausfallen, je nachdem wie Sie sich wohl und sicher fühlen.

Wichtigste Punkte

- Im Allgemeinen verbessert sich das Sexualleben sowohl für Männer als auch für Frauen nach dem Einsatz einer Hüft- oder Knieprothese erheblich.
- Für die meisten Patienten ist es möglich, drei Monate nach einem Hüft- oder Kniegelenkersatz wieder sexuell aktiv zu sein.
- Schwangerschaft und Geburt haben keinen negativen Einfluss auf die Haltbarkeit der Prothese.

Zurück an den Arbeitsplatz nach Hüft- oder Kniegelenkersatz
Die Zahl jüngerer, noch im Erwerbsleben stehender Menschen, die aufgrund
der Diagnose „Hüftgelenkarthrose" mit einer Hüftprothese versorgt werden,
stieg laut Studien in den letzten 10 Jahren um ca. 25 % an. Im Jahr 2018
entfielen 16 % (38230 Operationen) aller in deutschen Krankenhäusern
durchgeführten Erstimplantationen **(Primärimplantationen)** künstlicher
Hüftgelenke auf Patienten im Alter zwischen 25 und 60 Jahren. Zusätzlich
dazu steigt das Renteneintrittsalter stetig an, sodass immer mehr Menschen
nach Einsatz eines künstlichen Gelenks wieder an ihren Arbeitsplatz zurückkehren wollen und müssen. Die erfolgreiche **Wiedereingliederung** in ihren
individuellen Arbeitsalltag ist für viele Betroffene eine der wesentlichen Voraussetzungen, um den operativen Eingriff als erfolgreich zu bewerten.

Wann bzw. ob nach dem Einsetzen eines künstlichen Hüft- oder Kniegelenks die zuvor geleistete Arbeit wieder aufgenommen werden kann,
hängt von vielen verschiedenen Faktoren ab. Dazu zählen z. B. die Art
der verwendeten Prothese, Ihre individuellen postoperativen Einschränkungen, Ihr präoperatives Fitnessniveau, Ihr **Body Mass Index** (BMI),
Ihr Alter und Ihre Motivation, die Art und der Umfang Ihrer Beschäftigung sowie Ihr Arbeitsweg (Länge, genutzte Verkehrsmittel etc.). Es ist
sehr wichtig, dass Sie den Aspekt der Wiedereingliederung am Arbeitsplatz mit Ihrem behandelnden Arzt besprechen. In Deutschland gibt es
die Möglichkeit einer sogenannten „stufenweisen Wiedereingliederung".
Dieses Programm findet in der Regel über einen Zeitraum von 6 Wochen
statt, kann aber auch bis zu 6 Monate dauern. Dabei wird die Arbeits-
zeit individuell und meist wöchentlich erhöht. Beispielsweise arbeiten
Sie bei Rückkehr an Ihren Arbeitsplatz in der ersten Woche zunächst
2 Stunden pro Tag, in der folgenden 4 Stunden täglich, dann 6 Stunden
und schließlich wieder Vollzeit. Über Ihre individuellen Möglichkeiten
informiert Sie gerne Ihr Arzt, Ihre Krankenversicherung und/oder die
Deutsche Rentenversicherung (DRV).

Im Durchschnitt kehren Patienten ca. 3–4 Monate nach der Implantation des künstlichen Hüftgelenks wieder an ihren Arbeitsplatz zurück.
Bei Patienten mit einem künstlichen Kniegelenk kann die Rückkehr an
den Arbeitsplatz etwas länger dauern. Hier werden in den einschlägigen
Studien Arbeitswiederaufnahmezeiten von 3–6 Monaten genannt. Wissenschaftlichen Untersuchungen zufolge arbeiten 87 % aller Patienten

ein Jahr nach Einsatz eine Hüftprothese wieder ganz normal. Für Patienten mit einer Knieprothese liegt die Zahl bei 85 %. Betroffene mit überwiegend sitzender und wenig körperlich anstrengender Tätigkeit (z. B. Computerarbeitsplatz) können in der Regel bereits früher – 2–6 Wochen postoperativ – an ihre Arbeitsstelle zurückkehren. Tatsächlich kehrt die überwiegende Zahl der Patienten nach Einsatz eines künstlichen Hüft- oder Kniegelenks in ihren vorherigen Beruf zurück. Allerdings gibt es auch Ausnahmen: Arbeitnehmer mit einer körperlich anstrengenden Tätigkeit, bei der z. B. wiederholt schwere oder sperrige Gegenstände gehoben und/oder getragen werden müssen, können mitunter gezwungen sein, ihren Beruf aufzugeben oder sich um einen internen Wechsel am Arbeitsplatz zu bemühen. Auch Patienten, die überwiegend in einer gebeugten, hockenden oder knienden Position arbeiten, müssen – insbesondere nach Implantation einer Knieprothese – ggf. ihre Aufgaben/ihren Arbeitsplatz kündigen, ändern oder neu ordnen. Arbeitnehmer, deren Tätigkeit mit erhöhter Stolper- und Sturzgefahr verbunden ist, da diese sich überwiegend auf unebenen oder rutschigen Untergründen abspielt (z. B. auf Baustellen, in Schwimmhallen), sollten ebenfalls an einen Wechsel bzw. die Umgestaltung des Arbeitsplatzes nachdenken. Gleiches gilt für Patienten, die ihre Arbeit vorwiegend oder ausschließlich auf Gerüsten und Leitern verrichten müssen (z. B. Gerüstbauer, Maler und Lackierer).

Wenn Sie einer vornehmlich sitzenden Tätigkeit nachgehen, sollten Sie regelmäßig aufstehen. Wenn Sie am Arbeitsplatz allerdings eine überwiegend stehende und/oder laufende Beschäftigung ausüben, ist es sinnvoll, dass Sie Ihr künstliches Gelenk regelmäßig in einer sitzenden Position entlasten. Da viele Betroffene bereits innerhalb kürzester Zeit nach der Operation Ihre Hüft- oder Knieprothese als „normal" empfinden („forgotten joint"), bietet es sich an, sich mittels eines Weckers oder einer entsprechenden Softwarelösung regelmäßig an die Einhaltung einer kurzen Pause erinnern zu lassen. Dadurch kann eine dauerhaft einseitige körperliche Belastung vermieden werden.

In der Regel sollten Sie schweres Heben und Tragen mit einer Hüft- oder Knieprothese vermeiden. Per Definition bedeutet dies: Heben und tragen Sie keine Gegenstände, die eine Last von mehr als 20 % Ihres Körpergewichts überschreiten. Sollten Sie dennoch schwerer heben und tragen müssen, verteilen Sie das Gewicht möglichst gleichmäßig auf beide Seiten. Ist dies nicht möglich, ist es ratsam, den Gegenstand auf der operierten Seite zu tragen. Am besten ist es allerdings, in solchen Situationen Hilfsmittel wie z. B. Rollwagen, Rollbretter, Sackkarren oder einen Rucksack zu nutzen.

Viele, vor allem größere Betriebe beschäftigen Ergonomiebeauftragte oder Betriebsärzte. Nutzen Sie das Angebot, um Ihren Arbeitsplatz zusammen mit diesen Fachleuten auf Ihre individuellen Bedürfnisse abzustimmen und entsprechend zu organisieren. Auch die Deutsche Rentenversicherung (DRV) bietet Beratungsgespräche vor Ort an. Greifen Sie auf diese Möglichkeiten zurück. Wichtig ist es z. B. auf eine optimale Sitzhöhe und -position am Schreibtisch zu achten. Für Patienten mit einem künstlichen Hüftgelenk und eingeschränktem Bewegungsausmaß kann die Anschaffung eines sogenannten Arthrodesestuhls ratsam sein. An solchen Sitzmöbeln kann die Sitzfläche individuell pro Bein höhenverstellt und so die noch bestehende Bewegungseinschränkung der Hüfte berücksichtigt werden. Eine Alternative stellt der sogenannte Sattelhocker dar. Auch die Anschaffung eines höhenverstellbaren Schreibtisches ist in manchen Fällen ratsam. Informationen zu ergonomischen Möbeln und weiteren Hilfsmitteln erhalten Sie im gut sortierten Sanitätsfachhandel oder von Ihrem Physio- bzw. Ergotherapeuten.

Wichtigste Punkte

- Besprechen Sie Ihre Rückkehr an den Arbeitsplatz mit Ihrem (Betriebs-)Arzt.
- Die Mehrheit der Patienten wird innerhalb eines Jahres wieder an ihren Arbeitsplatz zurückkehren.
- Im Durchschnitt kehren Patienten mit einer Hüftprothese nach etwa 3–4 Monaten wieder an die Arbeit zurück. Patienten mit Kniegelenkersatz können etwas länger brauchen, um ihre Arbeit wiederaufzunehmen.

Übungen bei Hüftgelenkersatz

In diesem Abschnitt werden Ihnen verschiedene Übungen vorgestellt, die vor und/oder nach dem Einsetzen einer Hüftprothese durchgeführt werden können. Ziel ist es, die Beweglichkeit und die Kraft vor der Operation zu erhalten und nach der Operation wiederherzustellen. Bitte beachten Sie, dass nicht jede Übung für jede Person gleichermaßen gut geeignet ist. Achten Sie bei der Durchführung der Übungen stets auf Ihr eigenes Körpergefühl und führen Sie nur jene Übungen durch, die von Ihnen schmerzfrei/schmerzarm ausgeführt werden können. Besprechen Sie die Übungsauswahl im Zweifel mit Ihrem behandelnden Physiotherapeuten. Denken Sie beim Üben nach der Operation an die Bewegungsbeschränkungen, die für eine Hüftprothese gelten.

Allgemeine Hinweise

- Es ist essenziell, dass Sie sowohl vor als auch nach der Operation in Bewegung bleiben. Versuchen Sie vor der Operation daher möglichst täglich mehrere kurze Spaziergänge zu machen, um körperlich fit zu bleiben und Ihr Gelenk beweglich zu erhalten. Auch nach der Operation sollten Sie, nachdem Sie mit Ihrem Physiotherapeuten gemeinsam das Gehen an Gehhilfen geübt haben, täglich mehrfach kurze Strecken laufen und Ihre Gehstrecke mit der Zeit erweitern.
- Es empfiehlt sich, schon im Vorfeld der Operation mit Ihrem behandelnden Physiotherapeuten das Gehen und das Treppensteigen mit Unterarmgehstützen zu trainieren. Dies wird Ihnen helfen, nach der Operation möglichst schnell gut mit den Unterarmgehstützen umgehen zu können. Für die genaue Anleitung zum Thema „Gehen mit Unterarmgehstützen" und „Treppensteigen mit Unterarmgehstützen" schauen Sie bitte weiter oben in diesem Kapitel.
- Bei vielen Patienten mit Arthrose des Hüftgelenks wird die volle Hüftstreckung mit zunehmender Arthrose immer schwieriger. Versuchen Sie vor der Operation daher die Hüftstreckung so gut wie möglich zu erhalten (siehe Übung 1.1).

Die folgenden Übungen sind unterteilt in:

4.1. Übungen vor der Operation/zur Vorbereitung auf die Operation
4.2. Übungen für die Zeit im Krankenhaus
4.3. Übungen für die Zeit nach dem Krankenhausaufenthalt

4.1 Übungen vor der Operation/zur Vorbereitung auf die Operation

Übung 1.1: Hüftstreckung (Hüftextension)

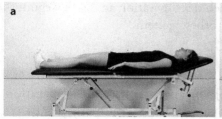
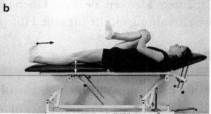

(https://doi.org/10.1007/000-0c2)

Legen Sie sich flach auf den Rücken. Umfassen Sie das nicht betroffene Bein am Knie und ziehen Sie es so weit wie möglich an den Oberkörper heran. Spannen Sie nun das betroffene Bein an, indem Sie die Kniekehle in die Unterlage drücken und die Fußspitze Richtung Kopf ziehen. Es kann bei dieser Übung zu einem Dehngefühl in der betroffenen Leiste kommen. Halten Sie die Dehnung für ca. 10–20 Sekunden, bevor Sie sie langsam wieder lösen. Wiederholen Sie diese Übung 3- bis 5-mal.

Ziele:

- Verbesserung der Beweglichkeit des Hüftgelenks in Richtung Streckung (Hüftextension)
- Dehnung der Hüftbeugemuskulatur

Übung 1.2: Sitzende Oberkörpervorneige bei gestrecktem Bein

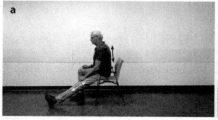
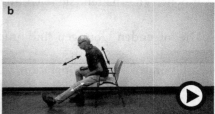

(https://doi.org/10.1007/000-0b7)

Setzen Sie sich auf einen stabilen Stuhl oder Hocker. Halten Sie den Oberkörper aufrecht. Stellen Sie das nicht betroffene Bein vor sich auf dem Boden auf. Strecken Sie nun das betroffene Bein im Kniegelenk und halten Sie den Fuß in seiner Neutralposition. Sie spüren nun vielleicht ein leichtes Dehngefühl in der Kniekehle, im hinteren Oberschenkel und/ oder in der Wade. Falls Sie noch keine Dehnung verspüren, bewegen Sie nun den gestreckten Oberkörper etwas nach vorne. Dadurch erhöhen Sie die Dehnung im hinteren Oberschenkel. Halten Sie die Dehnung für ca. 10–20 Sekunden, bevor Sie sie langsam wieder lösen. Wiederholen Sie diese Übung 3- bis 5-mal pro Seite.

Ziel:

• Dehnung der hinteren Oberschenkelmuskulatur

Übung 1.3: Aufstehen/Hinsetzen

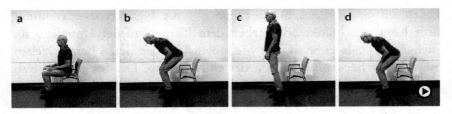

(https://doi.org/10.1007/000-0b8)

Setzen Sie sich auf das vordere Drittel eines stabilen Stuhles. Ihre Füße sollten unterhalb Ihrer Oberschenkel auf dem Boden stehen. Richten Sie Ihren Oberkörper auf und legen Sie Ihre Hände auf die Knie. Neigen Sie nun Ihren Oberkörper nach vorne und stützen Sie sich, falls notwendig, mit den Händen auf den Knien ab. Bleiben Sie so weit wie möglich mit dem Oberkörper in einer aufrechten Position. Versuchen Sie darauf zu achten, Ihre Kniegelenke nicht über Ihre Fußspitzen hinaus nach vorne zu schieben. Kommen Sie so in den aufrechten Stand. Das Hinsetzen wird umgekehrt vollzogen. Wiederholen Sie diese Übung in 2–3 Durch-gängen mit jeweils 12–15 Wiederholungen.

Ziel:

* Kräftigung der vorderen Oberschenkelmuskulatur
* Kräftigung der Gesäßmuskulatur

Übung 1.4: Becken heben/„Brücke"

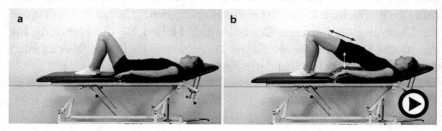

(https://doi.org/10.1007/000-0b9)

Legen Sie sich in Rückenlage. Legen Sie Ihre Hände entweder hinter dem Kopf verschränkt oder neben dem Körper auf der Unterlage ab. Ziehen Sie beide Füße so weit wie möglich an das Gesäß heran. Heben Sie nun Ihr Becken/Gesäß von der Unterlage ab. Das Becken sollte so weit abgehoben werden, dass Ihr Oberkörper eine gerade Linie mit Ihren Oberschenkeln bildet. Halten Sie diese Stellung 1–2 Sekunden. Senken Sie anschließend das Becken wieder ab, ohne jedoch das Gesäß komplett auf der Unterlage abzulegen. Von hier drücken Sie sich erneut in die „Brücke" hoch. Wenn Sie hierbei auch nach einigen Wiederholungen keine Anstrengung in der Gesäßmuskulatur verspüren, stellen Sie die Füße weiter weg vom Gesäß auf. Wiederholen Sie diese Übung in 2–3 Durchgängen mit jeweils 12–15 Wiederholungen.

Ziel:

* Kräftigung der Gesäßmuskulatur
* Kräftigung der hinteren Oberschenkelmuskulatur

4.2   Übungen für die Zeit im Krankenhaus

Die Übung 1.1 des vorherigen Abschnitts, „Hüftstreckung (Hüftextension)", ist auch nach der Operation eine geeignete Übung.

Hinweis: Diese Übung ist nur für das operierte Bein erlaubt. Denken Sie an die Bewegungsbeschränkungen, die für eine Hüftprothese gelten.

Übung 2.1: Muskel-Waden-Pumpe

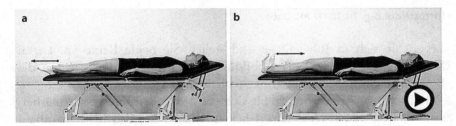

(https://doi.org/10.1007/000-0ba)

Legen Sie sich in Rückenlage. Die Beine sind ausgestreckt (eventuell leicht erhöht auf einem Kissen oder hochgestellten Bettende gelagert). Ziehen Sie beide Füße kräftig hoch in Richtung Schienbeine. Die Bewegung findet nur in Ihren Sprunggelenken statt. Beugen Sie nicht Ihre Knie. Halten Sie die Spannung für eine Sekunde.

Strecken Sie anschließend beide Füße kräftig weg, sodass die Füße in Verlängerung zum Unterschenkel stehen („Ballettfüße"). Halten Sie die Spannung für 1 Sekunde. Sie können die Übung mit beiden Füßen gleichzeitig (symmetrisch) oder aber auch gegengleich zueinander durchführen (der eine Fuß wird weggestreckt, während der andere Fuß angezogen wird). Führen Sie die Bewegung für 1 Minute durch und wiederholen dies 3- bis 5-mal.

Ziel:

- Thromboseprophylaxe
- Entstauungsförderung/Reduktion von Schwellungen in den Beinen

Übung 2.2: Beckenkippung und Beckenaufrichtung

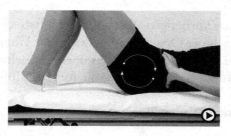

(https://doi.org/10.1007/000-0bb)

Legen Sie sich in Rückenlage und stellen Sie beide Beine an. Legen Sie Ihre Hände, wie in der Abbildung gezeigt, an Ihr Becken, um die Bewegung des Beckens besser nachvollziehen zu können.

Beckenaufrichtung: Stellen Sie sich vor, Sie wollen Ihre Lendenwirbelsäule kräftig in die Unterlage drücken. Ziehen Sie also Ihr Schambein in Richtung Bauchnabel hoch. Das Becken dreht sich nach hinten und Sie spüren die Anspannung Ihrer Bauchmuskulatur. Führen Sie nun die Gegenbewegung (Beckenkippung) durch.

Beckenkippung: Lösen Sie den Druck der Lendenwirbelsäule und bewegen Sie Ihr Schambein in Richtung Füße. Das Becken kippt nach vorne und Sie spüren, wie die Bauchmuskeln entspannen und sich unter Ihrer Lendenwirbelsäule ein kleiner Hohlraum zur Unterlage bildet. Wechseln Sie nun dynamisch zwischen den Übungen ab, sodass eine rhythmische Bewegung entsteht. Führen Sie die Bewegung für 1 Minute durch und wiederholen dies 3- bis 5-mal.

Ziel:

• Verbesserung der Beweglichkeit in Becken, Hüfte und Lendenwirbelsäule
• Schulung und Verbesserung der eigenen Körperwahrnehmung

Übung 2.3: Aktive Kniestreckung im Sitz

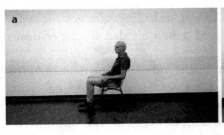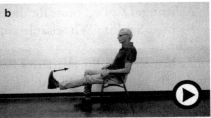

(https://doi.org/10.1007/000-0bc)

Setzen Sie sich auf einen stabilen Stuhl und richten Sie den Oberkörper auf. Rutschen Sie möglichst weit auf dem Stuhl nach hinten. Das nicht betroffene Bein wird im rechten Winkel aufgestellt. Strecken Sie nun das operierte Bein im Kniegelenk und ziehen Sie die Fußspitze dabei leicht in Richtung Schienbein hoch. Halten Sie die Spannung für 1–2 Sekunden, bevor Sie sie wieder lösen und das Bein wieder in Richtung Boden bewegen. Wiederholen Sie diese Übung in 2–3 Durchgängen mit jeweils 10–12 Wiederholungen. Es empfiehlt sich, diese Übung auch mit dem nicht operierten Bein durchzuführen.

Ziel:

- Kräftigung der vorderen Oberschenkelmuskulatur

Übung 2.4: Aktive Hüftbeugung bis max. 90° (Hüftflexion)

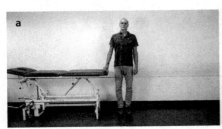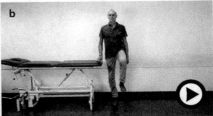

(https://doi.org/10.1007/000-0bd)

Stellen Sie sich sicher hin und halten Sie sich, seitlich zum Bett stehend, am Bettende fest.

Achtung: Das Bett muss für diese Übung unbedingt „festgestellt" sein!

Richten Sie Ihre Wirbelsäule auf und halten Sie den Blick geradeaus gerichtet.

Ziehen Sie nun Ihr operiertes Bein hoch, sodass Sie Ihr Bein in Hüft- und Kniegelenk bis zu 90° anbeugen. Stoppen Sie die Bewegung, wenn Ihr Oberschenkel waagerecht und Ihr Unterschenkel senkrecht im Raum stehen (Oberschenkel parallel zum Boden). Bewegen Sie nun Ihr operiertes Bein wieder zurück in Richtung Boden.

Hinweis:

Sollten Sie Ihr operiertes Bein noch nicht bis auf 90° im Hüftgelenk anbeugen können, ziehen Sie Ihr Knie nur so weit hoch, wie es Ihnen schmerzfrei/schmerzarm möglich ist. Wiederholen Sie diese Übung in 2–3 Durchgängen mit jeweils 10–12 Wiederholungen.

Ziel:

- Verbesserung der Beweglichkeit Ihres operierten Hüftgelenks, möglichst bis 90° Beugung (Hüftflexion)
- Kräftigung der Beugemuskulatur des Hüftgelenkes

Übung 2.5: Aktive Hüftstreckung im Stand (Hüftextension)
Hinweis für Patienten, die Ihre Hüftprothese über einen vorderen Zugang implantiert bekommen haben: Diese Übung ist für Sie nicht geeignet. Trainieren Sie diese Übung bitte nicht.

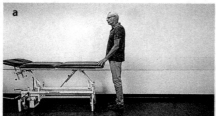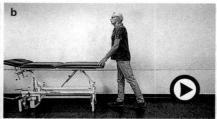

(https://doi.org/10.1007/000-0be)

Stellen Sie sich sicher hin und halten Sie sich am Bettende fest.
Achtung: Das Bett muss für diese Übung unbedingt „festgestellt" sein!
Richten Sie Ihre Wirbelsäule auf und halten Sie den Blick geradeaus
gerichtet. Spannen Sie nun Ihre Bauchmuskeln an, indem Sie sich vor-
stellen, Ihren Bauchnabel zur Wirbelsäule nach innen ziehen zu wollen.
Stellen Sie jetzt Ihr operiertes Bein ca. 10–20 cm nach hinten auf den
Boden ab. Versuchen Sie nun das Kniegelenk Ihres operierten Beines zu
strecken und die Ferse des operierten Beines in Richtung Boden zu drücken. Halten Sie diese Position für 1 Sekunde und lösen die Spannung im
Anschluss wieder. Stellen Sie dann Ihr Bein zurück neben das nicht operierte Bein. Achten Sie während der Übung darauf, dass Ihr Oberkörper
und Ihr Becken sich nicht mitbewegen! Wiederholen Sie diese Übung in
2–3 Durchgängen mit jeweils 10–12 Wiederholungen.

Ziel:

- Mobilisation Ihres operierten Hüftgelenks in Richtung Streckung
  (Hüftextension)
- Kräftigung der Streckmuskulatur des Hüftgelenks/Gesäßmuskulatur
- Aktive Dehnung der Hüftbeugemuskulatur

**Übung 2.6: Aktive Abspreizbewegung der Hüfte im Stand
(Hüftabduktion)**

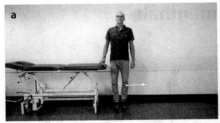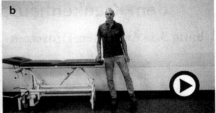

(https://doi.org/10.1007/000-0bf)

Stellen Sie sich mit der nicht operierten Seite seitlich zum Bettende. Stellen Sie sich sicher hin und halten Sie sich mit einer Hand am Bettende fest.

Achtung: Das Bett muss für diese Übung unbedingt „festgestellt" sein! Richten Sie Ihre Wirbelsäule auf und halten Sie den Blick geradeaus gerichtet. Ziehen Sie nun die Fußspitze Ihres operierten Beines nach oben und halten Sie diese Spannung. Spreizen Sie anschließend Ihr gestrecktes Bein etwa schulterbreit zur Seite ab. Ihre Fußspitze muss bei dieser Übung immer gerade nach vorne zeigen! Achten Sie bei der Übung darauf, Ihren Rumpf stabil zu halten. Die Bewegung soll nur im Hüftgelenk stattfinden. Das Becken auf der operierten Seite soll bei dieser Übung nicht mit angehoben werden. Wiederholen Sie diese Übung in 2–3 Durchgängen mit jeweils 10–12 Wiederholungen.

Ziel:

- Mobilisation Ihres operierten Hüftgelenks in seitlicher Richtung, das heißt Abspreizbewegung (Hüftabduktion)
- Kräftigung der abspreizenden Muskulatur des Hüftgelenkes (der sogenannten „kleinen Glutaen")
- Aktive Dehnung der Oberschenkelinnenseite

4.3   Übungen für die Zeit nach dem Krankenhausaufenthalt

Übung 3.1: Aufstehen/Hinsetzen

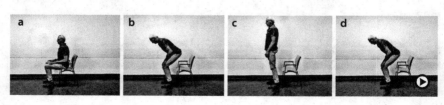

(https://doi.org/10.1007/000-0bg)

Setzen Sie sich auf das vordere Drittel eines stabilen Stuhles. Ihre Füße sollten unterhalb Ihrer Oberschenkel auf dem Boden stehen. Richten Sie Ihren Oberkörper auf und legen Sie Ihre Hände auf die Knie. Neigen Sie nun Ihren Oberkörper nach vorne und stützen Sie sich, falls notwendig, mit den Händen auf den Knien ab. Bleiben Sie so weit wie möglich mit dem Oberkörper in einer aufgerichteten Position. Versuchen Sie darauf zu achten, Ihre Kniegelenke nicht über Ihre Fußspitzen hinaus nach vorne zu schieben. Kommen Sie so in den aufrechten Stand. Das Hinsetzen wird umgekehrt vollzogen. Wiederholen Sie diese Übung in 2–3 Durchgängen mit jeweils 12–15 Wiederholungen.

Ziel:

- Kräftigung der vorderen Oberschenkelmuskulatur
- Kräftigung der Gesäßmuskulatur

Übung 3.2: Schrittstellung am Stuhl

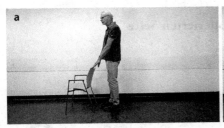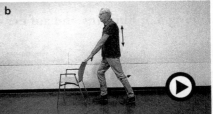

(https://doi.org/10.1007/000-0bh)

Nehmen Sie einen stabilen Stuhl zur Hilfe und stellen Sie sich hinter diesen. Stellen Sie sich in Schrittstellung, wobei das nicht operierte Bein vorne und das operierte Bein hinten steht. Beide Fußspitzen sollen bei dieser Übung gerade nach vorne zeigen. Belasten Sie das vordere nicht operierte Bein und strecken Sie das Knie des betroffenen hinteren Beines. Richten Sie den Oberkörper auf und ziehen Sie Ihr Schambein nach oben (siehe auch Übungen für die Zeit im Krankenhaus – Übung 2.2 „Beckenkippung und Beckenaufrichtung"). Jetzt sollten Sie ein Dehngefühl/leichtes Ziehen im Oberschenkel/in der Leiste des operierten, sprich hinteren Beines fühlen. Sollten Sie noch keine Dehnung verspüren, vergrößern Sie die Schrittstellung oder versuchen Sie, Ihr Schambein noch mehr nach oben zu ziehen. Halten Sie die Dehnung für ca. 10–20 Sekunden an, bevor Sie diese langsam wieder lösen. Wiederholen Sie diese Übung 3- bis 5-mal pro Seite.

Ziel:

- Dehnung der Hüftbeugemuskulatur
- Dehnung der vorderen Oberschenkelmuskulatur
- Dehnung der Wadenmuskulatur

Achtung: Die folgenden Übungen 3.3, 3.4 und 3.5 sind nur für Patienten geeignet, die ihr operiertes Bein bereits voll belasten dürfen. Sollten Sie noch eine Teilbelastung des operierten Beines einhalten müssen, besprechen Sie mit Ihrem behandelndem Arzt und Physiotherapeuten, wann Sie mit den folgenden Übungen/ähnlichen Übungen beginnen dürfen!

Übung 3.3: Einbeinstand auf der operierten Seite

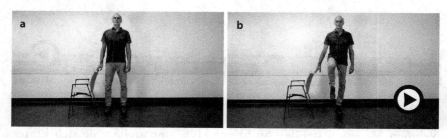

(https://doi.org/10.1007/000-0bj)

Nehmen Sie sich einen stabilen Stuhl zur Hilfe und stellen Sie sich neben diesen. Sie stehen mit beiden Beinen parallel, ca. hüftbreit auseinander. Richten Sie Ihren Oberkörper auf und halten Sie den Blick geradeaus gerichtet. Versuchen Sie nun, zunächst während Sie sich noch am Stuhl festhalten, das nicht operierte Bein vom Boden abzuheben, indem Sie Ihr Knie vor dem Körper nach oben ziehen. Versuchen Sie später diese Übung auch durchzuführen, ohne sich am Stuhl festzuhalten. Zur Sicherheit sollte jedoch immer ein sicherer Halt in greifbarer Nähe sein. Versuchen Sie nun, diese Position so lange wie möglich (bis zu 1 Minute) zu halten. Wiederholen Sie diese Übung 3-mal.

Ziel:

- Verbesserung der Gleichgewichtsfähigkeit
- Verbesserung der Gelenkstabilisation durch Verbesserung der koordinativen Fähigkeiten
- Kräftigung der hüftgelenkstabilisierenden Muskulatur
- Vertrauensbildung in die Stabilität Ihres operierten Beines

Übung 3.4: Einbeinstand auf instabiler Unterlage mit zusätzlicher Bewegung

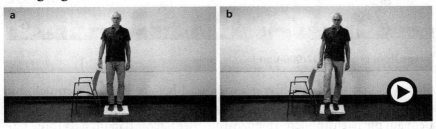

(https://doi.org/10.1007/000-0bk)

Nehmen Sie sich einen stabilen Stuhl zur Hilfe und stellen Sie sich neben diesen. Falten Sie ein großes Badehandtuch mehrfach zusammen, sodass sich eine etwa 3–5 cm hohe weiche Unterlage bildet. Legen Sie das gefaltete Handtuch auf eine rutschfeste Unterlage (Teppichboden, Gummiunterlage etc.) neben den Stuhl. Stellen Sie sich anschließend auf das zusammengefaltete Badetuch, während Sie sich zunächst noch am Stuhl festhalten. Heben Sie nun das nicht operierte Bein vom Badetuch ab und beginnen Sie, mit diesem Fuß abwechselnd vor dem Badetuch und im Anschluss hinter dem Badetuch leicht auf den Boden zu tippen. Achten Sie auf eine aufrechte Körperhaltung und versuchen Sie, Ihren Oberkörper nicht mitzubewegen. Sobald Sie sich bei dieser Übung sicherer fühlen, führen Sie sie durch, ohne sich am Stuhl festzuhalten. Wiederholen Sie diese Übung in 2–3 Durchgängen mit jeweils 12–15 Wiederholungen.

Ziel:

- Verbesserung der Gelenkstabilisation durch Verbesserung der koordinativen Fähigkeiten
- Kräftigung der hüftgelenkstabilisierenden Muskulatur
- Vertrauensbildung in die Stabilität Ihres operierten Beines

Übung 3.5: Stufe steigen mit dem operierten Bein

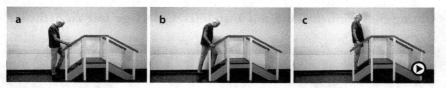

(https://doi.org/10.1007/000-0bm)

Stellen Sie sich vor eine Treppenstufe und halten Sie sich eventuell mit einer Hand leicht am Treppengeländer fest. Stellen Sie nun Ihr operiertes Bein auf die nächsthöhere Treppenstufe. Achten Sie darauf, dass Ihre Fußspitze und Ihre Kniescheibe gerade nach vorne zeigen. Verlagern Sie nun Ihr Gewicht auf das operierte Bein, indem Sie Ihren Oberkörper leicht nach vorne neigen. Drücken Sie sich mit dem nicht operierten Bein vom Boden ab und stellen es neben das operierte Bein auf die Treppenstufe.

Stellen Sie dann das nicht operierte Bein zuerst wieder nach hinten, runter von der Stufe. Sobald Sie auf dem nicht operierten Bein sicher stehen, steigen Sie langsam auch mit dem operierten Bein wieder von der Stufe herunter. Wiederholen Sie diese Übung in 2–3 Durchgängen mit jeweils 12–15 Wiederholungen

Hinweis:

Die Stufen dürfen in den ersten Wochen nicht zu hoch sein, da dann die Gefahr besteht, dass Sie Ihre Hüfte über 90° anbeugen, während Sie die Stufe hochsteigen. In Deutschland liegt die Stufenhöhe einer durchschnittlichen Treppe bei ca. 18 cm. Diese Stufenhöhe stellt in der Regel kein

Problem dar. Sollten Sie dennoch unsicher sein, wenden Sie sich an Ihren behandelnden Physiotherapeuten, bevor Sie diese Übung durchführen.

Ziel:

- Kräftigung der vorderen Oberschenkelmuskulatur
- Kräftigung der Gesäßmuskulatur
- Verbesserung der Gelenkstabilität in Knie- und Hüftgelenk
- Beinachsentraining

Übungen bei Kniegelenkersatz
In diesem Abschnitt werden Ihnen verschiedene Übungen vorgestellt, die vor und/oder nach dem Einsetzen einer Kniegelenkprothese durchgeführt werden können. Ziel ist es, vor der Operation die Beweglichkeit und Kraft zu erhalten und diese nach der Operation wiederherzustellen. Bitte beachten Sie, dass nicht jede Übung für jede Person gleichermaßen geeignet ist. Achten Sie bei der Durchführung der Übungen stets auf Ihr eigenes Körpergefühl und führen Sie nur jene Übungen durch, die von Ihnen schmerzfrei/schmerzarm durgeführt werden können. Besprechen Sie die Übungsauswahl im Zweifel mit Ihrem behandelnden Physiotherapeuten.

Allgemeine Hinweise

- Es ist essenziell, dass Sie sowohl vor der Operation als auch danach in Bewegung bleiben. Versuchen Sie vor der Operation daher möglichst täglich mehrere (kurze) Spaziergänge durchzuführen, um körperlich fit zu bleiben und Ihr Gelenk beweglich zu erhalten. Auch nach der Operation sollten Sie, nachdem Sie mit Ihrem Physiotherapeuten gemeinsam das Gehen an Gehhilfen geübt haben, täglich mehrfach kurze Strecken zurücklegen und Ihre Gehstrecke mit der Zeit erweitern.
- Es empfiehlt sich, schon vor der Operation mit Ihrem behandelnden Physiotherapeuten das Gehen und das Treppensteigen mit Unterarmgehstützen zu trainieren. Dies wird Ihnen postoperativ helfen, möglichst schnell gut mit den Unterarmgehstützen umgehen zu können.

- Für die genaue Anleitung zum Thema „Gehen mit Unterarmgehstützen" und „Treppensteigen mit Unterarmgehstützen" schauen Sie bitte weiter oben in diesem Kapitel.
- Bei vielen Patienten mit einer Kniegelenkarthrose besteht das Problem, dass die Beweglichkeit des Kniegelenks in Richtung Beugung und Streckung mit zunehmender Arthrose und zunehmenden Schmerzen immer mehr abnimmt. Versuchen Sie daher schon vor der Operation, Ihr Kniegelenk durch regelmäßiges Üben der Kniebeugung und vor allem -streckung so beweglich wie möglich zu halten (siehe Übung 2.3 und 2.4)

Die folgenden Übungen sind unterteilt in:

4.4. Übungen vor der Operation/zur Vorbereitung auf die Operation
4.5. Übungen für die Zeit im Krankenhaus
4.6. Übungen für die Zeit nach dem Krankenhausaufenthalt

4.4 Übungen vor der Operation/zur Vorbereitung auf die Operation

Übung 1.1: Schrittstellung am Stuhl

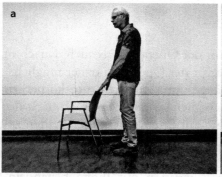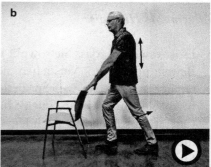

(https://doi.org/10.1007/000-0bn)

Nehmen Sie einen stabilen Stuhl zur Hilfe und stellen Sie sich hinter diesen. Stellen Sie sich in Schrittstellung, sodass das nicht betroffene Bein vorne und das betroffene Bein hinten steht. Beide Fußspitzen sollen gerade nach vorne zeigen. Belasten Sie das vordere, nicht betroffene Bein und strecken Sie das Knie des hinteren, betroffenen Beines durch. Richten Sie den Oberkörper auf und ziehen Sie Ihr Schambein nach oben. Achten Sie darauf, dass die Ferse des hinteren Fußes auf dem Boden aufsteht und das Knie des hinteren Beines ganz gestreckt ist. Sie sollten in dieser Position ein leichtes Dehngefühl im Bereich der Leiste, des Oberschenkels sowie der Wade des hinteren Beines spüren. Sollten Sie noch keine Dehnung verspüren, vergrößern Sie die Schrittstellung. Halten Sie die Dehnung für ca. 10–20 Sekunden, dann langsam lösen. Wiederholen Sie diese Übung 3- bis 5-mal pro Seite.

Ziel:

- Dehnung der vorderen Hüftbeugemuskulatur
- Dehnung der vorderen Oberschenkelmuskulatur
- Dehnung der Wadenmuskulatur

Übung 1.2: Sitzende Oberkörpervorneige bei gestrecktem Bein

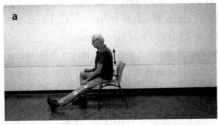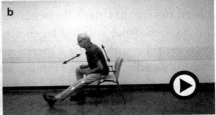

(https://doi.org/10.1007/000-0bp)

Setzen Sie sich auf einen stabilen Stuhl oder Hocker. Halten Sie den Oberkörper aufrecht. Stellen Sie das nicht betroffene Bein vor sich auf dem Boden auf. Strecken Sie nun das betroffene Bein im Kniegelenk und halten Sie den Fuß in seiner Neutralposition. Sie spüren nun ein leichtes

Dehngefühl in der Kniekehle, im hinteren Oberschenkel und/oder der Wade des gestreckten Beines. Falls Sie noch keine Dehnung verspüren, bewegen Sie den gestreckten Oberkörper leicht nach vorne. Dadurch erhöhen Sie die Dehnung, vor allem im hinteren Oberschenkel. Halten Sie die Dehnung für ca. 10–20 Sekunden, bevor Sie sie langsam wieder lösen. Wiederholen Sie diese Übung 3- bis 5-mal pro Seite.

Ziel:

• Dehnung der hinteren Oberschenkelmuskulatur
• Dehnung der Kniekehlenmuskulatur
• Dehnung der Wadenmuskulatur

Übung 1.3: Aufstehen/Hinsetzen

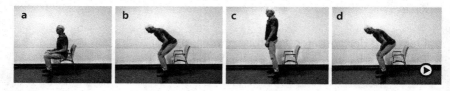

(https://doi.org/10.1007/000-0bq)

Setzen Sie sich auf das vordere Drittel eines stabilen Stuhles. Ihre Füße sollten unterhalb Ihrer Oberschenkel auf dem Boden stehen. Richten Sie Ihren Oberkörper auf und legen Sie Ihre Hände auf die Knie.

Neigen Sie nun Ihren Oberkörper nach vorne und stützen Sie sich, falls notwendig, mit den Händen auf den Knien ab. Bleiben Sie so weit wie möglich mit dem Oberkörper in einer aufgerichteten Position. Versuchen Sie darauf zu achten, Ihre Kniegelenke nicht über Ihre Fußspitzen hinaus nach vorne zu schieben. Kommen Sie dann in den aufrechten Stand.

Das Hinsetzen wird umgekehrt vollzogen. Wiederholen Sie diese Übung in 2–3 Durchgängen mit jeweils 12–15 Wiederholungen.

Ziel:

- Kräftigung der vorderen Oberschenkelmuskulatur
- Kräftigung der Gesäßmuskulatur

Übung 1.4a: Aktive Kniestreckung im Sitz

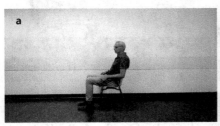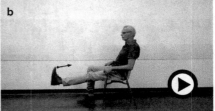

(https://doi.org/10.1007/000-0br)

Setzen Sie sich auf einen stabilen Stuhl und richten Sie den Oberkörper auf. Rutschen Sie möglichst weit auf dem Stuhl nach hinten. Das nicht betroffene Bein wird im rechten Winkel aufgestellt. Strecken Sie nun das operierte Bein im Kniegelenk und ziehen Sie die Fußspitze dabei leicht in Richtung Schienbein hoch. Halten Sie die Spannung für 1–2 Sekunden, bevor Sie sie wieder lösen und das Bein wieder in Richtung Boden bewegen. Wiederholen Sie diese Übung in 2–3 Durchgängen mit jeweils 12–15 Wiederholungen. Es empfiehlt sich, diese Übung auch mit dem nicht betroffenen Bein durchzuführen.

Ziel:

- Kräftigung der vorderen Oberschenkelmuskulatur
- Aktive Dehnung der hintern Oberschenkelmuskulatur, der Kniekehlenmuskulatur
- Aktive Dehnung der Wadenmuskulatur

Wenn Sie das Knie noch nicht vollständig strecken können, ist die folgende Übung als Alternative geeignet.

Übung 1.4b: Passive Streckung des Knies im Sitz

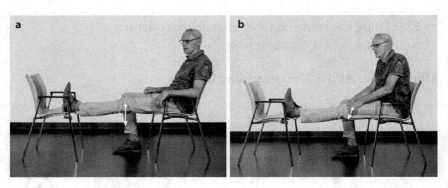

Setzen Sie sich auf einen Stuhl. Legen Sie den Fuß des operierten Beines auf einem anderen Stuhl vor sich ab. In dieser Position kann Ihr Knie der Schwerkraft folgend „durchhängen" und so gerade wie möglich werden. Sie können Ihr Knie noch etwas weiter strecken, indem Sie Ihren Oberschenkel mit den Händen leicht Richtung Boden drücken.

Halten Sie die maximal mögliche Streckstellung im Kniegelenk für 10–20 Sekunden. Wiederholen Sie die Übung 3- bis 5-mal.

Ziel:

• Verbessern der Kniegelenkbeweglichkeit in Richtung Streckung (Knieextension)

4.5   Übungen für die Zeit im Krankenhaus

Übung 2.1: Muskel-Waden-Pumpe

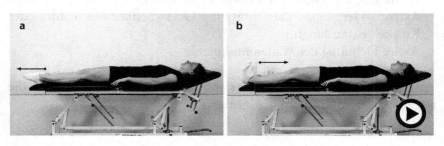

(https://doi.org/10.1007/000-0bs)

Legen Sie sich in Rückenlage. Die Beine sind ausgestreckt (eventuell leicht erhöht gelagert auf einem Kissen oder dem hochgestellten Bettende). Ziehen Sie beide Füße kräftig hoch in Richtung Schienbeine. Die Bewegung findet nur in Ihren Sprunggelenken statt. Beugen Sie nicht Ihre Knie. Halten Sie die Spannung für 1 Sekunde.

Strecken Sie anschließend beide Füße kräftig weg, sodass die Füße in Verlängerung zum Unterschenkel stehen („Ballettfüße"). Halten Sie die Spannung für 1 Sekunde. Sie können die Übung mit beiden Füßen gleichzeitig (symmetrisch) oder aber auch gegengleich zueinander durchführen (der eine Fuß wird gestreckt, während der andere Fuß angezogen wird). Führen Sie die Bewegung für 1 Minute durch und wiederholen dies 3- bis 5-mal.

Ziel:

- Thromboseprophylaxe
- Entstauungsförderung/Reduktion von Schwellungen in den Beinen

Übung 2.2: Kniescheibe mobilisieren/„Quadrizeps-Pumpe"

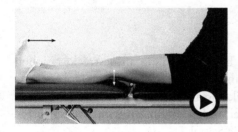

(https://doi.org/10.1007/000-0bt)

Legen Sie sich in Rückenlage. Ihre Beine sind lang ausgestreckt. Ziehen Sie die Fußspitze des operierten Beines hoch in Richtung Kopf und drücken Sie gleichzeitig Ihre Kniekehle in Richtung Unterlage.

Sie können dabei beobachten, wie Ihr vorderer Oberschenkelmuskel anspannt und vielleicht auch wie Ihre Kniescheibe durch Ihren Oberschenkelmuskel etwas nach oben gezogen wird. In dem Moment, in dem Sie wieder locker lassen, können Sie sehen, wie Ihr Oberschenkelmuskel wieder erschlafft und die Kniescheibe in Richtung Unterschenkel nach unten gleitet. Wiederholen Sie diese Übung in 2–3 Durchgängen mit jeweils 10–12 Wiederholungen.

Ziel:

- Unbelastete Mobilisation der Kniescheibe
- Anregung zum Abbau des Kniegelenkergusses
- Verbessern der Kniegelenkbeweglichkeit in Richtung Streckung (Knieextension)
- Leichte Kräftigung des vorderen Oberschenkelmuskels

Übung 2.3: Kniestreckung in Rückenlage

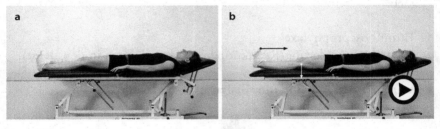

(https://doi.org/10.1007/000-0bv)

Legen Sie sich in Rückenlage, die Beine sind lang ausgestreckt. Ziehen Sie die Fußspitze des operierten Beines hoch in Richtung Schienbein und drücken Sie gleichzeitig Ihre Kniekehle in Richtung Unterlage. Halten Sie die Spannung für ca. 10–20 Sekunden, dann langsam wieder lösen. Wiederholen Sie diese Übung 3- bis 5-mal.

Hinweis: Sollte Ihnen die Streckung des Kniegelenks noch schwerfallen, hilft es Ihnen eventuell, bei dieser Übung ein kleines aufgerolltes Handtuch unter den unteren Unterschenkel (Höhe Achillessehne) zu legen und die Übung dann wie oben beschrieben durchführen. Außerdem können Sie diese Übung im Sitzen durchführen, um dann mit den Händen am unteren Oberschenkel noch etwas Druck in Richtung Kniestreckung ausüben zu können.

Ziel:

- Verbessern der Kniegelenkbeweglichkeit in Richtung Streckung (Knieextension)
- Leichte Kräftigung des vorderen Oberschenkelmuskels
- Aktive Dehnung der hinteren Oberschenkel- und Wadenmuskulatur

Übung 2.4: Aktive Kniebeugung/-streckung mit schleifender Ferse

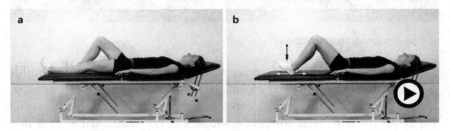

(https://doi.org/10.1007/000-0bw)

Legen Sie sich in Rückenlage. Stellen Sie das nicht operierte Bein an. Das operierte Bein bleibt lang ausgestreckt.

Ziehen Sie nun die Fußspitze Ihres operierten Beines Richtung Schienbein. Dies sollten Sie während der gesamten Übung so beibehalten. Mit hochgezogener Zehenspitze ziehen Sie nun das operierte Bein so weit wie möglich an den Körper/das Gesäß heran. Dabei behält Ihr Fuß jederzeit den Kontakt zur Unterlage (Matratze). Bewegen Sie anschließend Ihr operiertes angezogenes Bein wieder in Richtung Bettende und strecken es komplett aus, indem Sie es flach auf die Matratze legen. Wiederholen Sie diese Übung in 2–3 Durchgängen mit jeweils 10–12 Wiederholungen.

Ziel:

- Unbelastete Mobilisation des Kniegelenks in Richtung Beugung und Streckung (Knieflexion und Knieextension)
- Kräftigung der Beugemuskulatur in Hüft- und Kniegelenk

Übung 2.5: Kniebeugung und Kniestreckung im Sitz mit dem Handtuch

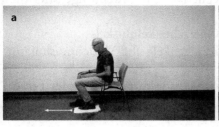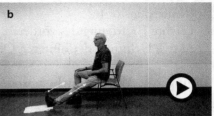

(https://doi.org/10.1007/000-0bx)

Setzen Sie sich auf die vordere Kante Ihres Bettes, eines stabilen Stuhls oder Hockers. Die Füße stehen auf dem Boden. Legen Sie sich nun ein kleines Handtuch unter den Fuß des operierten Beines. Strecken Sie Ihr Bein zunächst nach vorne aus, sodass das Handtuch dabei über den Boden nach vorne rutscht. Ist Ihr Bein ganz gestreckt, ziehen Sie Ihre Fußspitze in Richtung Schienbein hoch. Halten Sie diese Position für 1–2 Sekunden. Anschließend beugen Sie Ihr Knie wieder an, wodurch Sie das Handtuch in Richtung Bett, Stuhl bzw. Hocker ziehen. Ziehen Sie Ihr Bein so weit wie möglich nach hinten. Auch diese Position halten Sie 1–2 Sekunden. Wiederholen Sie diese Übung in 2–3 Durchgängen mit jeweils 10–12 Wiederholungen.

Hinweis: Es kann sein, dass Ihnen diese Übung zur Kniestreckung und -beugung im Sitzen leichter fällt als die Übung 2.4 in Rückenlage. Dies ist ein völlig normales Phänomen und liegt daran, dass Muskulatur im Sitzen leichter angespannt werden kann als in Rückenlage. Trotzdem ist es wichtig, *beide* Übungen zu trainieren.

Ziel:

- Unbelastete Mobilisation des Kniegelenks in Richtung Beugung und Streckung (Knieflexion und Knieextension)
- Kräftigung der Beugemuskulatur im Kniegelenk (hintere Oberschenkelmuskulatur)
- Leichte Kräftigung der Streckmuskulatur im Kniegelenk (vordere Oberschenkelmuskulatur)

Übung 2.6: Gewichtsbelastung im Stand

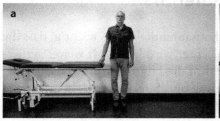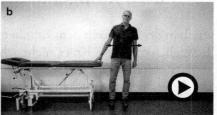

(https://doi.org/10.1007/000-0by)

Stellen Sie sich sicher hin und halten Sie sich am Bettende fest.

Achtung: Das Bett muss für diese Übung unbedingt „festgestellt" sein! Ihre Knie dürfen leicht angewinkelt sein. Richten Sie Ihre Wirbelsäule auf und halten Sie den Blick geradeaus gerichtet. Versuchen Sie in der Ausgangsposition möglichst beide Beine gleichmäßig zu belasten. Nun verlagern Sie Ihr Gewicht auf das nicht operierte Bein und halten diese Belastung 1 Sekunde. Verlagern Sie anschließend Ihr Gewicht auf das operierte Bein und halten dies ebenfalls 1 Sekunde. Wiederholen Sie diese Übung in 2–3 Durchgängen mit jeweils 10–12 Wiederholungen.

Wichtig: Wenn Sie Ihr Kniegelenk von Anfang an voll belasten dürfen, sollten Sie Ihr operiertes Kniegelenk bei dieser Übung trotzdem nur bis zur Schmerzgrenze belasten. Patienten, die noch eine Teilbelastung einhalten müssen, sollten gemeinsam mit Ihrem Physiotherapeuten erarbeiten, wie viel Gewichtsbelastung Sie schon auf Ihr operiertes Bein geben dürfen, bevor Sie diese Übung durchführen.

Ziel:

- Verbesserung der Gelenkstabilisation durch Verbesserung der koordinativen Fähigkeiten
- Kräftigung der kniegelenkstabilisierenden Muskulatur
- Schulung und Verbesserung der Körperwahrnehmung
- Vertrauensaufbau in das operierte Kniegelenk

4.6 Übungen für die Zeit nach dem Krankenhausaufenthalt

Auch in der Zeit nach dem Krankenhausaufenthalt ist es wichtig, dass die Beweglichkeit Ihres Knies nicht schlechter wird bzw. sich weiter verbessert. Trainieren Sie daher auch weiterhin die Übungen zur Verbesserung der Beweglichkeit in Richtung Beugung und Streckung aus dem vorhergegangenen Abschnitt (Übungen 1.4a, 1.4b, 2.4 und 2.5)

Übung 3.1: Becken heben/„Brücke"

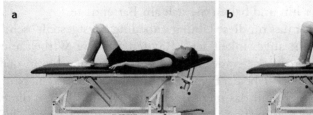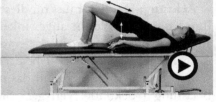

(https://doi.org/10.1007/000-0bz)

Legen Sie sich in Rückenlage. Legen Sie Ihre Hände entweder hinter dem Kopf verschränkt oder neben dem Körper auf der Unterlage ab. Ziehen Sie beide Füße so weit wie möglich an das Gesäß heran. Heben Sie nun Ihr Becken/Gesäß von der Unterlage ab. Das Becken sollte so weit abgehoben werden, dass Ihr Oberkörper eine gerade Linie mit Ihren Oberschenkeln bildet. Halten Sie diese Stellung 1–2 Sekunden. Senken Sie anschließend das Becken wieder ab, ohne jedoch das Gesäß komplett auf der Unterlage abzulegen. Von hier drücken Sie sich erneut in die „Brücke" hoch. Wenn Sie hierbei auch nach einigen Wiederholungen keine Anstrengung in der Gesäßmuskulatur verspüren, stellen Sie die Füße weiter entfernt vom Gesäß auf. Wiederholen Sie diese Übung in 2–3 Durchgängen mit jeweils 12–15 Wiederholungen.

Ziel:

• Kräftigung der Gesäßmuskulatur
• Kräftigung der hinteren Oberschenkelmuskulatur
• Aktive Dehnung der vorderen Oberschenkelmuskulatur
• Mobilisation des Kniegelenks in Richtung Beugung und Streckung
  (Knieflexion und Knieextension)

Übung 3.2: Aufstehen/Hinsetzen

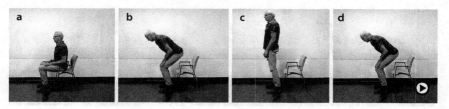

(https://doi.org/10.1007/000-0c0)

Setzen Sie sich auf das vordere Drittel eines stabilen Stuhls. Ihre Füße sollten unterhalb Ihrer Oberschenkel auf dem Boden stehen. Richten Sie Ihren Oberkörper auf und legen Sie Ihre Hände auf die Knie. Neigen Sie nun Ihren Oberkörper nach vorne und stützen Sie sich, falls notwendig, mit den Händen auf den Knien ab. Bleiben Sie so weit wie möglich mit dem Oberkörper in einer aufgerichteten Position. Versuchen Sie darauf zu achten, Ihre Kniegelenke nicht über Ihre Fußspitzen hinaus nach vorne zu schieben. Kommen Sie so in den aufrechten Stand. Das Hinsetzen wird umgekehrt vollzogen. Wiederholen Sie diese Übung in 2–3 Durchgängen mit jeweils 12–15 Wiederholungen.

Ziel:

• Kräftigung der vorderen Oberschenkelmuskulatur
• Kräftigung der Gesäßmuskulatur

Achtung: Die folgenden Übungen 3.3, 3.4 und 3.5 sind nur für Patienten geeignet, die ihr operiertes Bein bereits voll belasten dürfen. Sollten Sie noch eine Teilbelastung des operierten Beines einhalten müssen, besprechen Sie mit Ihrem behandelndem Arzt und Physiotherapeuten, wann Sie mit den folgenden Übungen/ähnlichen Übungen beginnen dürfen!

Übung 3.3: Einbeinstand auf der operierten Seite

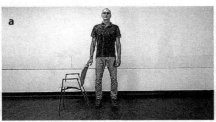 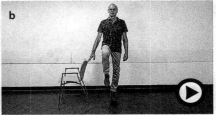

(https://doi.org/10.1007/000-0c1)

Nehmen Sie sich einen stabilen Stuhl zur Hilfe und stellen Sie sich neben diesen. Sie stehen mit beiden Beinen parallel, ca. hüftbreit auseinander. Richten Sie Ihren Oberkörper auf und halten Sie den Blick geradeaus gerichtet. Versuchen Sie nun, während Sie sich zunächst noch am Stuhl festhalten, das nicht operierte Bein vom Boden abzuheben, indem Sie Ihr Knie vor dem Körper nach oben ziehen. Versuchen Sie später diese Übung auch durchzuführen, ohne sich am Stuhl festzuhalten. Zur Sicherheit sollte jedoch immer ein fester Halt in greifbarer Nähe sein. Versuchen Sie nun diese Position so lange wie möglich (bis zu 1 Minute) zu halten. Wiederholen Sie diese Übung 3-mal.

Ziel:

- Verbesserung der Gleichgewichtsfähigkeit
- Verbesserung der Gelenkstabilisation durch Verbesserung der koordinativen Fähigkeiten
- Kräftigung der kniegelenkstabilisierenden Muskulatur
- Vertrauensbildung in die Stabilität Ihres operierten Beines

Übung 3.4: Einbeinstand auf instabiler Unterlage mit zusätzlicher Bewegung

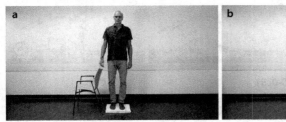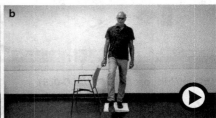

(https://doi.org/10.1007/000-0b6)

Nehmen Sie sich einen stabilen Stuhl zur Hilfe und stellen Sie sich neben diesen. Falten Sie ein großes Badehandtuch mehrfach zusammen, sodass sich eine etwa 3–5 cm hohe weiche Unterlage bildet. Legen Sie das gefaltete Handtuch auf eine rutschfeste Unterlage (Teppichboden, Gummiunterlage etc.) neben den Stuhl. Stellen Sie sich jetzt auf das zusammengefaltete Badetuch, während Sie sich zunächst noch am Stuhl festhalten. Heben Sie nun das nicht operierte Bein vom Badetuch ab und beginnen Sie, mit diesem Fuß abwechselnd vor dem Badetuch und im Anschluss hinter dem Badetuch leicht auf den Boden zu tippen. Achten Sie auf eine aufrechte Körperhaltung und versuchen Sie, Ihren Oberkörper nicht mitzubewegen.

Sobald Sie sich bei dieser Übung sicherer fühlen, führen Sie sie durch, ohne sich am Stuhl festzuhalten. Wiederholen Sie diese Übung in 2–3 Durchgängen mit jeweils 12–15 Wiederholungen.

Ziel:

- Verbesserung der Gelenkstabilisation durch Verbesserung der koordinativen Fähigkeiten
- Kräftigung der kniegelenkstabilisierenden Muskulatur
- Vertrauensbildung in die Stabilität Ihres operierten Beines

Übung 3.5: Stufe steigen mit dem operierten Bein

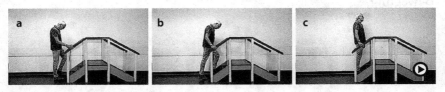

(https://doi.org/10.1007/000-0c3)

Stellen Sie sich vor eine Treppenstufe und halten sich eventuell mit einer Hand leicht am Treppengeländer fest. Stellen Sie nun Ihr operiertes Bein auf die nächsthöhere Treppenstufe. Achten Sie darauf, dass Ihre Fußspitze und Ihre Kniescheibe gerade nach vorne zeigen. Verlagern Sie nun Ihr Gewicht auf das operierte Bein, indem Sie Ihren Oberkörper leicht nach vorne neigen. Drücken Sie sich mit dem nicht operierten Bein vom Boden ab und stellen Sie es neben das operierte Bein auf die Treppenstufe.

Stellen Sie dann das nicht operierte Bein zuerst wieder nach hinten, runter von der Stufe. Sobald Sie auf dem nicht operierten Bein sicher stehen, steigen Sie langsam auch mit dem operierten Bein wieder von der Stufe herunter. Wiederholen Sie diese Übung in 2–3 Durchgängen mit jeweils 12–15 Wiederholungen.

Ziel:

- Kräftigung der vorderen Oberschenkelmuskulatur
- Kräftigung der Gesäßmuskulatur
- Verbesserung der Gelenkstabilität in Knie- und Hüftgelenk
- Beinachsentraining

5

KÖRPERLICHE AKTIVITÄT, FITNESS UND GESUNDHEIT – Wie Sie diese positiv beeinflussen können

Gesine Seeber und Martin Stevens

Durch Ihre Hüft- oder Knieprothese können Sie Ihre körperliche Aktivität wieder vermehrt aufnehmen. **Körperliche Aktivität, Fitness** und **Gesundheit** sind untrennbar miteinander verbunden. Ausreichende körperliche Aktivität hat einen positiven Einfluss auf Ihre Gesundheit. Sie trägt unter anderem zur Prävention von Herz-Kreislauf-Erkrankungen (z. B. Bluthochdruck), Darmkrebs, Typ-2-Diabetes, Übergewicht/Adipositas, Osteoporose und Depressionen bei. Darüber hinaus hat eine ausreichende körperliche Betätigung für Menschen mit einem Hüft- oder

G. Seeber (✉)
Universitätsklinik für Orthopädie und Unfallchirurgie Pius-Hospital Oldenburg, Medizinischer Campus Universität Oldenburg
Oldenburg, Deutschland
e-mail: gesine.seeber@uni-oldenburg.de

M. Stevens
Abteilung für Orthopädie, Universitätsklinikum Groningen
Groningen, Niederlande
e-mail: m.stevens@umcg.nl

© Springer-Verlag GmbH Deutschland, ein Teil von Springer Nature 2020
M. Stevens et al. (Hrsg.), *Ratgeber neue Hüfte, neues Knie*,
https://doi.org/10.1007/978-3-662-61155-5_5

107

Kniegelenkersatz einen positiven Einfluss auf die Fixierung der Prothese im Knochen.

Fitness beschreibt das Ausmaß, in dem Sie Alltagsaktivitäten durchführen können. **Aktivitäten des täglichen Lebens** (ADL) sind Tätigkeiten wie An- und Ausziehen, Waschen, Einkaufen, Gartenarbeit, Spazierengehen, Radfahren etc. Der Alterungsprozess geht mit einem Rückgang an Fitness einher. Durch ausreichendes Training können Sie jedoch die Verminderung Ihrer Fitness verlangsamen. Das bedeutet, dass Sie auch mit einer Hüft- oder Knieprothese noch lange selbstständig sein können. Der Erhalt bzw. die Verbesserung der Fitness kann erhebliche Vorteile mit sich bringen – nicht so sehr in Bezug auf die Lebensdauer, sondern in Bezug auf Ihre Lebensqualität.

Bewegungsempfehlungen

Die allgemeinen **Bewegungsempfehlungen** für Erwachsene und ältere Menschen lauten wie folgt:

- Bewegung ist gut, mehr Bewegung ist besser.
- Wöchentlich mindestens 150 Minuten mäßig intensive körperliche Aktivität, wie z. B. Wandern oder Radfahren, verteilt über mehrere Tage wird empfohlen. Längere, häufigere und/oder intensivere Bewegung bringt zusätzliche gesundheitliche Vorteile.
- Die 150 Minuten körperliche Aktivität pro Woche können z.B. auf jeweils 30 Minuten täglich mäßige körperliche Aktivität an 5 Tagen der Woche unterteilt werden. Diese 30 Minuten Bewegung müssen dabei nicht durchgehend erfolgen. Auch zweimal 15 Minuten oder dreimal 10 Minuten täglicher Bewegung sind möglich.
- Anstelle von mindestens 30 Minuten täglich mäßig intensiver Bewegung verteilt auf 5 Tage der Woche, können Sie z. B. auch an 3 Tagen der Woche schwere körperliche Tätigkeiten für insgesamt mindestens 20 Minuten durchführen.
- Eine Kombination aus mäßig intensiver und starker körperlicher Aktivität ist ebenfalls möglich.

- Mindestens zweimal pro Woche sollten muskel- und knochenaufbauende Aktivitäten (z. B. Treppensteigen, wiederholtes Aufstehen vom Sitz in den Stand oder gezieltes Krafttraining) durchgeführt werden; für ältere Menschen sollten diese mit Gleichgewichtsübungen kombiniert werden.
- Verhindern Sie lange Phasen von Inaktivität. Versuchen Sie, zwischen längeren Ruhepausen und körperlicher Aktivität zu variieren.
- Die oben genannten Bewegungsempfehlungen stellen das Mindestmaß an Bewegung dar; mehr Bewegung ist besser.

Darüber hinaus gilt Folgendes:

- Die oben genannten Empfehlungen gelten auch für Personen mit einer Hüft- oder Knieprothese.
- Für körperlich inaktive Personen, die aktiv werden wollen, ist es ratsam, die Dauer und Häufigkeit der Aktivitäten zunächst langsam aufzubauen und mit kurzen Aktivitätszeiten (5–10 Minuten) zu beginnen.

Leichte, mäßige oder intensive körperliche Aktivität
Die Intensität einer körperlichen Tätigkeit kann bei Jugendlichen, Erwachsenen, älteren Menschen und Menschen mit Krankheiten/Beschwerden variieren. Die Intensität einer körperlichen Aktivität wird durch die Anstrengung bestimmt, die der Körper bei der Durchführung der Tätigkeit zu leisten hat. Für eine übergewichtige Person mit einer Hüft- oder Knieprothese kann schon Gehen auf ebener Strecke eine sehr intensive körperliche Aktivität sein, während der gleiche Weg für einen gesunden normalgewichtigen Menschen lediglich mäßig intensiv sein wird. Leichte körperliche Aktivität bedeutet, Sie haben während der Tätigkeitsausführung keine erhöhte Herzfrequenz oder beschleunigte Atmung. Mäßig intensive körperliche Aktivität tritt auf, wenn sich Ihre Herzfrequenz während der ausgeführten Tätigkeit erhöht, Sie leicht zu schwitzen beginnen und sich Ihre Atmung beschleunigt. Schließlich führt intensive körperliche Aktivität zu vermehrtem Schwitzen, schnellerem Herzschlag und Atemlosigkeit.

Bewegungsempfehlungen für Menschen ab 55 Jahren
Die allgemeinen Bewegungsrichtlinien gelten auch für ältere Menschen. Auch und besonders für ältere Menschen ist es von Bedeutung, ihre Gesundheit und Fitness (Ausdauer, Kraft, Beweglichkeit, Schnelligkeit, und Koordination [Gleichgewicht]) zu erhalten oder zu verbessern. Es hat sich gezeigt, dass regelmäßige körperliche Betätigung das Risiko für chronische Krankheiten, einschließlich Herz-Kreislauf-Erkrankungen wie z. B. Bluthochdruck, Darmkrebs, Übergewicht/Adipositas, Altersdiabetes (Typ-2-Diabetes), Osteoporose und Depressionen verringern kann. Darüber hinaus hat sich gezeigt, dass der Aufbau von Muskelkraft sowie die Verbesserung des Gleichgewichts und der Koordination durch regelmäßige körperliche Aktivität einen positiven Beitrag zur Sturzprävention leisten kann. Es wird daher empfohlen, mindestens zweimal pro Woche gezieltes Krafttraining und knochenstärkende Aktivitäten kombiniert mit Gleichgewichtsübungen durchzuführen.

Darüber hinaus gilt Folgendes:

• Die oben genannten Empfehlungen gelten auch für ältere Personen mit Hüft- oder Knieprothese.
• Es wird angeraten, mindestens zweimal pro Woche Krafttraining für die Hauptkörpermuskel (z. B. Brust-, Rücken-, Arm- und Beinmuskeln) durchzuführen.
• Älteren Menschen mit erhöhtem Sturzrisiko wird empfohlen, gezielt Übungen zum Erhalt bzw. zur Förderung des Gleichgewichts durchzuführen.
• Um Kraft, Ausdauer, Beweglichkeit und Koordination zu verbessern, ist es ratsam, Ausdauersportarten zu betreiben, bei denen genau diese Eigenschaften trainiert werden können (z. B. Radfahren, Schwimmen, Gehen oder Nordic Walking).
• Der jüngere ältere Mensch (bis ca. 70 Jahre) kann Ausdauersportarten und Fitnesstraining betreiben. Für Menschen ab 75 Jahren sind moderatere Aktivitäten wie Wandern, Nordic Walking, Yoga/Tai Chi, Aquafitness, Golf, Volkstanz oder Gymnastik eher empfehlenswert.
• Älteren Menschen, die die allgemeinen Bewegungsrichtlinien aufgrund gesundheitlicher Probleme nicht befolgen können, wird empfohlen, körperlich so aktiv wie möglich zu bleiben.

Körperliche Aktivität und Übergewicht
Viele Menschen sind (stark) übergewichtig. Davon sind auch Personen mit Hüft- oder Knieprothese nicht ausgenommen. Starkes **Übergewicht** oder Fettleibigkeit gilt als Risikofaktor für die Entstehung von **Arthrose** an den Hüften und Knien, aber auch für viele andere Krankheiten/Störungen wie Herz-Kreislauf-Erkrankungen, altersbedingten Diabetes und verschiedene Krebsarten. Nach einem Hüft- oder Kniegelenkersatz kann Übergewicht/Adipositas den **Verschleiß** der Prothese beschleunigend beeinflussen. Dies kann dazu führen, dass die Prothese früher als bei einer normalgewichtigen Person ausgetauscht werden muss. Es ist daher wichtig, dass Sie ein normales Körpergewicht anstreben. Mit dem **Body Mass Index** (BMI) können Sie sich einen Eindruck von Ihrem Körpergewicht in Relation zu Ihrer Körpergröße verschaffen. Bei einem BMI zwischen 18,5 und 25 liegt Normalgewicht vor. Wenn der BMI zwischen 25 und 30 liegt, spricht man von Übergewicht. Ab einem BMI >30 spricht man von Adipositas (starkem Übergewicht) und ab einem BMI von >40 von krankhafter Adipositas (krankhaftem Übergewicht). Übergewicht entsteht, wenn die Energieaufnahme (über die Nahrung) höher ist als der Energieverbrauch (durch körperliche und geistige Aktivität). Bereits eine leichte Störung dieses Gleichgewichts kann das Körpergewicht erheblich verändern. Ausreichende körperliche Betätigung ist daher wichtig, um ein Normalgewicht zu erreichen bzw. es zu halten. Weitere Informationen zu diesem Thema finden Sie in Kap. 3.

Körperliche und sportliche Aktivität im Alter
Alter und Krankheiten/Beschwerden führen zu Veränderungen in der Fähigkeit, körperlich und sportlich aktiv zu sein. Wenn auch weniger schnell und kraftvoll als jüngere Menschen, so können doch auch ältere Individuen bis ins hohe Alter eine Vielzahl von sportlichen Aktivitäten über einen langen Zeitraum hinweg ausüben. Die Fitness wird durch Ausdauer, Kraft, Beweglichkeit, Schnelligkeit, und Koordination (Gleichgewicht) bestimmt. Ab einem Alter von 30–35 Jahren nimmt die Fitness ab. Vor allem Kraft und Schnelligkeit verringern sich, nicht so sehr dagegen die Ausdauer, Beweglichkeit und Koordination. Sportliche Aktivitäten, die wenig Kraft und Schnelligkeit erfordern, bleiben daher für die längste Zeit ausführbar. Einem Rückgang Ihrer Fitness können Sie durch

regelmäßige Bewegung entgegenwirken. Langfristig bleibt immer die Möglichkeit, leichten Ausdauersport zu betreiben. Darunter versteht man alle Bewegungsaktivitäten, auch komplexe, die mit wenig Kraft und Geschwindigkeit, dafür aber über lange Zeit ausgeübt werden können.

Bewegungsempfehlungen im Hinblick auf altersbedingte Veränderungen

Auf Grundlage altersbedingter Veränderungen können im Rahmen von körperlichen Aktivitäten mit Hüft- oder Knieprothese die folgenden Hinweise gegeben werden:

- Mäßig körperlich anstrengende Aktivität für mindestens 150 Minuten pro Woche wird empfohlen; längere, häufigere und/oder intensivere Bewegung bringt zusätzliche gesundheitliche Vorteile.
- In Bewegung bleiben: Einer Verschlechterung Ihrer Fitness können Sie durch regelmäßige Bewegung entgegenwirken.
- Erfahrungen aus der Jugend: Versuchen Sie die Sportarten bzw. Bewegungstätigkeiten beizubehalten, die Sie schon lange durchführen. Menschen, die seit ihrer Kindheit eine bestimmte Sportart ausüben und so deren Technik beherrschen, verfügen über zahlreiche Bewegungsfähigkeiten, durch die das Verletzungsrisiko bei Ausübung dieser Tätigkeit verringert wird. Sie können mit der Durchführung Ihnen vertrauter Sportarten fortfahren, bis Sie selber zu dem Entschluss kommen, dass dies nicht mehr möglich ist.
- Spaß spielt eine große Rolle: Nehmen Sie an Aktivitäten teil, die Ihnen Spaß machen und die Sie motorisch zu einem gewissen Grad beherrschen.
- Gemeinsam bewegen: Aktivitäten, die Sie gemeinsam mit anderen unternehmen, werden in der Regel länger durchgehalten und als angenehmer empfunden als solche, die Sie alleine durchführen.
- Komplexe Bewegungen: Versuchen Sie, komplizierte Bewegungen so lange wie möglich weiterhin auszuführen. Üben Sie Kombinationen von Arm- und Beinbewegungen (bewegen Sie sich z. B. zu Musik).
- Leichter Ausdauersport: Langfristig ist leichter Ausdauersport der am besten geeignete Sport. Sportliche Aktivitäten, die Sie mit wenig Kraft

und Geschwindigkeit verrichten, dafür aber über längere Zeit aufrechterhalten können (z. B. Walking, Nordic Walking, Wandern, Radfahren, Schwimmen und Rudern) können bis ins hohe Alter ausgeübt werden.

• Mit Einschränkungen umgehen: Lernen Sie, sich mit Ihren Einschränkungen zu bewegen. Diese können die Folge von Alterung und Krankheiten/Beschwerden sein. Sportliche Aktivitäten sind eine ausgezeichnete Möglichkeit, um mit Funktionseinschränkungen umzugehen.

Wichtigste Punkte

• Führen Sie jede Woche mindestens 150 Minuten mäßig körperlich anstrengende Aktivität aus. Längere, häufigere und/oder intensivere Bewegung bringt Ihnen zusätzliche gesundheitliche Vorteile.
• Körperliche Aktivität mit mäßiger Intensität sollte an mindestens 5 Tagen pro Woche für jeweils 30 Minuten oder mehr stattfinden. Alternativ kann an mindestens 3 Tagen der Woche schwere körperliche Aktivität für insgesamt mindestens 20 Minuten ausgeübt werden.
• Körperliche Aktivität hat einen positiven Einfluss auf das Einwachsen Ihrer Hüft- oder Knieprothese in den Knochen.
• Übergewicht/Fettleibigkeit hat einen negativen Einfluss auf Ihre Gesundheit und den Verschleiß Ihrer Hüft- oder Knieprothese.
• Ausreichende körperliche Aktivität ist wichtig, um ein Normalgewicht zu erreichen oder dies zu halten.
• Einer Verschlechterung der Fitness kann durch regelmäßige Bewegung entgegengewirkt werden.

6

SPORTLICH AKTIV MIT EINER HÜFT- ODER KNIEPROTHESE – Was Sie beachten sollten

Gesine Seeber und Inge van den Akker-Scheek

Regelmäßige und ausreichende Bewegung ist von großer Bedeutung für die Gesundheit und die körperliche Fitness sowie zur Aufrechterhaltung und Förderung der **Lebensqualität**. Dies gilt für Bewegung im Rahmen von Aktivitäten des täglichen Lebens (ADL) genauso wie für jegliche sportliche Betätigung.

Die Fähigkeit, körperlich und sportlich aktiv zu sein, kann jedoch durch ein abgenutztes Hüft- oder Kniegelenk eingeschränkt werden. Der Verschleiß des Gelenks kann zu Schmerzen, Steifigkeit und Bewegungs-

G. Seeber (✉)
Universitätsklinik für Orthopädie und Unfallchirurgie Pius-Hospital Oldenburg, Medizinischer Campus Universität Oldenburg
Oldenburg, Deutschland
e-mail: gesine.seeber@uni-oldenburg.de

I. van den Akker-Scheek
Abteilung für Orthopädie, Universitätsklinikum Groningen
Groningen, Niederlande
e-mail: i.scheek@umcg.nl

© Springer-Verlag GmbH Deutschland, ein Teil von Springer Nature 2020
M. Stevens et al. (Hrsg.), *Ratgeber neue Hüfte, neues Knie*,
https://doi.org/10.1007/978-3-662-61155-5_6

einschränkungen führen, sodass die Ausführung alltäglicher Aktivitäten und Bewegungen problematisch werden kann.

In der Regel werden die arthrosebedingten Beschwerden mit der Implantation einer Hüft- oder Knieprothese behoben. Es wird oftmals wieder möglich, körperlich und sportlich rege zu werden. Dies hat, zusätzlich zu den allgemeinen Vorteilen des Bewegens, für Personen mit einer Hüft- oder Knieprothese eine Reihe von spezifischen Vorteilen.

Wie sich körperliche Aktivität positiv auf Ihr Leben mit der Prothese auswirkt

Die positiven Effekte von Bewegung auf die allgemeine Gesundheit wurden bereits in Kap. 5 dargelegt. Diese Vorteile gelten natürlich auch für Menschen mit einem Hüft- oder Kniegelenkersatz. Darüber hinaus gibt es eine Reihe weiterer spezifischer Vorteile für Personen mit einer Hüft- oder Knieprothese. So hat körperliche und sportliche Aktivität einen positiven Effekt auf die Koordination, das Gleichgewicht und die Muskelkraft. Eine bessere Koordination, ein gutes Gleichgewicht und mehr Muskelkraft können z. B. das Sturzrisiko reduzieren. Ein Sturz kann zu Knochenbrüchen und zur Lockerung der Prothese mit vielschichtigen Folgen führen und ist daher immer zu vermeiden. Ein weiterer Vorteil körperlicher und sportlicher Aktivität ist, dass durch sie die Knochendichte (Knochenqualität) verbessert wird. Dadurch wird möglicherweise gewährleistet, dass die Prothese sich stärker im Knochen verankert und dadurch entsprechend weniger schnell lockert.

Wenn die Prothese verschleißt

Neben allen genannten Vorteilen von körperlicher Betätigung, gibt es auch einen wichtigen möglichen Nachteil: Zu viel Aktivität kann zu erhöhtem Verschleiß der Prothese führen. Eine Hüft- oder Knieprothese kann als ein mechanisches Ersatzteil angesehen werden, das in den menschlichen Körper eingefügt wurde. Genau wie alle anderen mechanischen Teile – denken Sie z. B. an die Radlager eines Autos – verschleißt eine Prothese im Laufe der Jahre. Dieser Verschleiß geht mit der Bildung von Abriebpartikeln einher, was letztendlich zur Lockerung des künstlichen Gelenks führen kann. Dabei entstehen wieder Beschwerden im Gelenk, und es kann erforderlich werden, mindestens einen Teil, oft aber auch die gesamte Prothese zu ersetzen. Dies bedeutet, dass der Betroffene sich einer erneuten Operation, genannt **Revision**, unterziehen muss. Oftmals geht das Lockern der Prothese mit Verlust von Knochenmasse um die Prothese herum einher, weshalb eine Revision in der Regel sehr viel schwieriger durchzuführen ist als die erste Operation, in welcher das Kunstgelenk implantiert wurde.

Im Allgemeinen hält ein künstliches Gelenk durchschnittlich 15–20 Jahre. Es wird allerdings davon ausgegangen, dass der Verschleiß stärker von der Nutzung abhängt als allein von der Zeit, die sich die Prothese im Körper befindet. In welchem Umfang eine Prothese verschleißt, ist insgesamt abhängig von mehreren Faktoren. Zwei weitere wesentliche Größen, die die Abnutzung mitbestimmen, sind (1) die Positionierung der Prothese während der Operation und (2) das Material und Design des künstlichen Gelenks. Um den Verschleiß möglichst gering zu halten, wird der Orthopäde die Komponenten so gut wie möglich im Körper positionieren sowie moderne Prothesen aus sehr verschleißfestem Material benutzen. Wie bereits erwähnt, ist das Ausmaß und die Art und Weise, wie die Prothese von Ihnen belastet wird, ein weiterer wesentlicher Punkt, der Einfluss auf die Abnutzung hat (Abb. 6.1). Aus Untersuchungen bei Menschen mit Hüftgelenkersatz (für Knieprothesen gilt wahrscheinlich dasselbe) wurde festgestellt, dass der Grad der Abnutzung von der Anzahl der durchgeführten Schritte und von der Belastung der Prothese abhängig ist. Wie viel Belastung auf Ihr Gelenk einwirkt, hängt zu

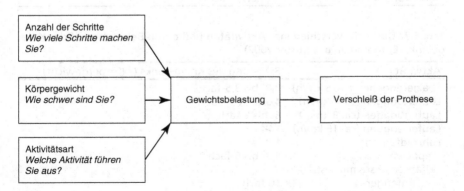

Abb. 6.1 Faktoren, die den Verschleiß der Prothese beeinflussen

einem Großteil von Ihrem Körpergewicht ab und von der Art der Aktivität. Der Unterschied, wie intensiv und welcher Mensch eine bestimmte Tätigkeit ausführt, ist wahrscheinlich eine wichtige Erklärung dafür, dass die Prothese bei manchen Menschen länger problemlos funktioniert als bei anderen.

In den folgenden Tabellen sind eine Reihe von Aktivitäten mit der entsprechenden Belastung (angegeben im Vielfachen des Körpergewicht) des Hüft- bzw. Kniegelenks enthalten. In der ersten Tabelle geht es um die Belastung des Hüftgelenks (Tab. 6.1), in der zweiten Tabelle um die des Kniegelenks (Tab. 6.2).

Wie aus den beiden Tabellen hervorgeht, verursacht Fahrradfahren von den aufgeführten Aktivitäten die geringste Belastung für die Hüft- und Kniegelenke. Sportliche Aktivitäten wie Laufen und Skifahren ver-

Tab. 6.1 Übersicht verschiedener Aktivitäten und deren Belastung auf das Hüftgelenk. (Entnommen aus Kuster 2002)

Aktivität	Belastung des Hüftgelenks (x Körpergewicht)
Spazieren gehen (ca. 5 km/h)	4,7-fach
Laufen/Joggen (ca. 7 km/h)	5,4-fach
Laufen/Joggen (ca. 12 km/h)	6-fach
Fahrradfahren	1,0-fach
Treppensteigen	3,4- bis 6-fach
Ein- und Aussteigen ins Auto	4,5- bis 8-fach
Skilanglauf	4- bis 5-fach
Skifahren (auf flacher Piste)	4,5- bis 6-fach
Skifahren (auf steiler Piste)	6- bis 8-fach

Tab. 6.2 Übersicht verschiedener Aktivitäten und deren Belastung auf das Kniegelenk. (Entnommen aus Kuster 2002)

Aktivität	Belastung des Kniegelenks (x Körpergewicht)
Spazierengehen (ca. 5 km/h)	2,8- bis 3,5-fach
Laufen/Joggen (ca. 7 km/h)	4,3-fach
Laufen/Joggen (ca. 9 km/h)	8- bis 9-fach
Laufen/Joggen (ca. 16 km/h)	14-fach
Fahrradfahren	1,2-fach
Treppensteigen	4,3- bis 6-fach
Skifahren (Piste mittelsteil)	
Anfänger	10-fach
Erfahrener Skifahrer	3,5-fach

ursachen die größte. Da die Belastung teilweise vom Körpergewicht abhängig ist, ist bei schwereren Personen die Gelenkbelastung bei jeder Aktivität entsprechend höher. Daher ist ein optimales Körpergewicht besonders wichtig, um ein Gelenk möglichst lange gesund zu erhalten (siehe dazu auch Kap. 3).

Wie Sie die für sich passenden Aktivitäten finden
Aus den vorhergehenden Ausführungen folgt, dass es wichtig ist, sich während körperlicher und sportlicher Betätigung immer die folgenden Fragen zu stellen, um sicherzugehen, dass die eingesetzte Hüft- oder Knieprothese weiterhin so lange und so gut wie möglich funktioniert:

• Wie belastend ist die Aktivität für die Prothese?
• Besteht die Chance, aufgrund der Aktivität zu stürzen, was einen Bruch der Prothese zur Folge haben könnte?
• Bei einem künstlichen Hüftgelenk: Besteht die Chance, dass die Hüftprothese aufgrund der Aktivität verrenkt (luxiert)?

Bei der Tätigkeitsauswahl ist somit sowohl der Grad der Aktivität (wie oft etwas getan wird) als auch die Art der Beschäftigung (was getan wird) von Belang. Generell kann gesagt werden, dass so genannte „High-Impact"-Sportarten (Sportarten mit großen Spitzenbelastungen), bei denen kurze, aber sehr große Kräfte auf die Prothese einwirken, zu größerem Verschleiß führen. Dies ist z. B. beim Joggen der Fall. In verstärktem Maße gilt dies, wenn die auftretenden Spitzenbelastungen gepaart mit starken Rotationsbewegungen des Gelenks einhergehen. Sportarten, in welchen regelmäßig gerannt wird, wobei auch viele (ruckartige) Richtungswechsel und Stoppbewegungen ausgeführt werden (z. B. Basketball, Tennis, Fußball), oder Sportarten, bei denen viel Kraft auf das Gelenk einwirkt (z. B. Sprungsportarten), sollten Sie daher besser vermeiden. Fahrradfahren und Schwimmen dagegen sind ideale Sportarten für Menschen mit Hüft- oder Knieprothese, die regelmäßig durchgeführt werden können, um gesund und fit zu bleiben. Bei diesen Sportarten wirkt wenig Belastung auf das Gelenk, während Sie sich doch bewegen (sogenannte „Low-Impact"-Sportarten). Optimal ist es, durch viele verschiedene sportliche Aktivitäten den Umfang und die Art der auf die Prothese einwirkenden Kräfte zu variieren und so für eine ausgewogene Belastung des künstlichen Gelenks zu sorgen.

Ein wesentlicher Aspekt bei der Überlegung, eine bestimmte Sportart mit einer Hüft- oder Knieprothese aufzunehmen/durchzuführen, ist auch, wie groß Ihre Erfahrung mit genau diesem Sport bereits ist. Unerfahrenheit in Bezug auf die notwendigen Bewegungsabläufe und die spezifische Technik der gewählten Sportart kann zu einem höheren Verletzungsrisiko führen und das Sturzrisiko erhöhen. Außerdem ist die Belastung der Gelenke bei Anfängern oft höher als bei erfahrenen Sportlern. Dies wurde z. B. mit geübten und ungeübten Skifahrern erforscht. Es stellte sich heraus, dass die Belastung des Kniegelenks beim Kurvenfahren bei unerfahrenen Skifahrern fast dreimal so groß ist wie bei Erfahrenen, da Erstere dazu neigen, sich in der Kurve nach hinten zu lehnen.

Vermeiden Sie lieber auch Kontaktsportarten, da dabei das Risiko eines Sturzes erhöht ist. Ein Sturz kann nicht nur zu einer Knochenfraktur, sondern auch zur Lockerung der Prothese führen, was es dann notwendig werden lässt, die Prothese zu ersetzen.

Wenn Sie eine Hüftprothese haben, gelten zudem einige Bewegungsbeschränkungen die Bewegungen betreffend, bei denen die Hüfte gedreht oder stark gebeugt wird (siehe Kap. 4). Obwohl diese Beschränkungen insbesondere für die ersten 3 Monate nach der Operation gelten, wird auch nach dieser Zeit immer ein kleines Restrisiko bestehen bleiben, dass eine Hüftprothese verrenkt (luxiert). Dies gilt insbesondere, wenn Sie eine Drehbewegung in Kombination mit erhöhter Kompression des Gelenks oder in Kombination mit einer großen Beugebewegung der Hüfte durchführen. Bei der Auswahl von alltäglichen Bewegungsaktivitäten und vor allem auch beim Sport sollten Sie dies immer berücksichtigen.

Zusammengefasst können die folgenden allgemeinen Hinweise hinsichtlich körperlicher und sportlicher Aktivität mit einer Hüft- oder Knieprothese gegeben werden:

- Nach ca. 3–6 Monaten ist eine Hüft- bzw. Knieprothese in der Regel voll einsetzbar.
- Werden Sie aktiv, aber beachten Sie dabei auch Ihre eigenen Grenzen und überfordern Sie sich und Ihre Hüft- oder Knieprothese nicht.

- Wählen Sie Aktivitäten, bei denen nur geringe Spitzenbelastungen auf das Gelenk einwirken.
- Wählen Sie Aktivitäten, mit welchen Sie bereits einige (Bewegungs-) Erfahrung haben.
- Wählen Sie Aktivitäten, bei welchen das Sturzrisiko gering ist.
- Führen Sie viele verschiedene sportliche Betätigungen aus.
- Wenn Sie eine Hüftprothese haben: Wählen Sie Aktivitäten, bei denen Sie keine starken Drehbewegungen oder große Beugung in der Hüfte durchführen müssen.

Fragen Sie bei Unsicherheiten bezüglich der Eignung der von Ihnen bevorzugt ausgeübten Sportart immer auch Ihren Physiotherapeuten oder Orthopäden um Rat.

Erlaubt oder abgeraten: Sportarten für Menschen mit Hüft- oder Knieprothese
Es gibt noch immer wenig wissenschaftliche Forschung über die Beziehung zwischen sportlicher Aktivität und der Lebensdauer eines künstlichen Gelenks. Die Fakten, die schon bekannt sind, wurden im ersten Teil dieses Kapitels dargestellt. Welche sportlichen Aktivitäten explizit empfohlen werden können bzw. von welchen Sportarten abgeraten wird, basiert nicht auf „harten wissenschaftlichen Daten", sondern hauptsächlich auf der Meinung und Erfahrung von Experten. So wurden z. B. unter amerikanischen, britischen, dänischen und holländischen Orthopäden Umfragen zum Thema „Sport mit Hüft- oder Knieprothese" durchgeführt. Die Situation in Deutschland kann sich von der in anderen Ländern unterscheiden, da länderspezifische/kulturelle Unterschiede hinsichtlich der Sportausübung bestehen können. Meinungsdaten deutscher Orthopäden zum Thema sind bisher allerdings wenige vorhanden. Auf Grundlage der niederländischen Befragungen wurden die folgenden Tabellen erstellt, in denen die Empfehlungen hinsichtlich Sport mit Gelenkersatz zusammengefasst worden sind. Es gibt eine Auflistung für Personen mit einer Hüftprothese (Tab. 6.3) und eine Tabelle für Personen mit einer Knieprothese (Tab. 6.4). Bei den sportlichen Aktivitäten, die (fast) jeder Orthopäde als unproblematisch empfindet, steht „erlaubt". „Wird abgeraten" steht hinter den Sportarten, die (fast) jeder Orthopäde

Tab. 6.3 Sportratschläge für Personen mit einer Hüftprothese

Sportliche Aktivität	Ratschläge für Menschen mit Hüftgelenkersatz	
	Jünger als 65 Jahre	Älter als 65 Jahre
Aerobic	Erlaubt mit Erfahrung	Erlaubt mit Erfahrung
Aquafitness/Wassergymnastik	Erlaubt	Erlaubt
Badminton	Kein Ratschlag	Kein Ratschlag
Basketball	Wird abgeraten	Wird abgeraten
Boules	Erlaubt	Erlaubt
Fahrradfahren	Erlaubt	Erlaubt
Fitnesstraining	Erlaubt	Erlaubt
Fußball – Feld	Wird abgeraten	Wird abgeraten
Fußball – Halle	Wird abgeraten	Wird abgeraten
Golf	Erlaubt	Erlaubt
Gymnastik	Kein Ratschlag	Kein Ratschlag
Handball	Wird abgeraten	Wird abgeraten
Hockey	Kein Ratschlag	Wird abgeraten
Kampfsportarten	Wird abgeraten	Wird abgeraten
Kanufahren	Erlaubt mit Erfahrung	Erlaubt mit Erfahrung
Korbball	Wird abgeraten	Wird abgeraten
Langlaufen (Skilanglauf)	Erlaubt mit Erfahrung	Erlaubt mit Erfahrung
Laufen/Joggen	Kein Ratschlag	Kein Ratschlag
Laufen/Joggen auf einem Laufband	Kein Ratschlag	Kein Ratschlag
Medizinisches Fitnesstraining	Erlaubt	Erlaubt
Nordic Walking	Erlaubt	Erlaubt
Radrennen	Erlaubt mit Erfahrung	Erlaubt mit Erfahrung
Reiten	Erlaubt mit Erfahrung	Erlaubt mit Erfahrung
Rudern	Erlaubt mit Erfahrung	Erlaubt mit Erfahrung

(Fortsetzung)

Tab. 6.3 (Fortsetzung)

Sportliche Aktivität	Ratschläge für Menschen mit Hüftgelenkersatz	
	Jünger als 65 Jahre	Älter als 65 Jahre
Schlittschuhfahren	Erlaubt mit Erfahrung	Erlaubt mit Erfahrung
Schwimmen	Erlaubt	Erlaubt
Segeln	Erlaubt mit Erfahrung	Erlaubt mit Erfahrung
Skifahren	Erlaubt mit Erfahrung	Kein Ratschlag
Snowboarden	Kein Ratschlag	Wird abgeraten
Spazierengehen	Erlaubt	Erlaubt
Squash	Kein Ratschlag	Kein Ratschlag
Surfen	Kein Ratschlag	Kein Ratschlag
Tanzen	Erlaubt	Erlaubt
Tennis – Einzel	Erlaubt mit Erfahrung	Kein Ratschlag
Tennis – Doppel	Erlaubt mit Erfahrung	Erlaubt mit Erfahrung
Tischtennis	Erlaubt mit Erfahrung	Erlaubt mit Erfahrung
Volleyball	Kein Ratschlag	Wird abgeraten
Walken	Erlaubt	Erlaubt
Yoga/Tai-Chi	Erlaubt mit Erfahrung	Erlaubt mit Erfahrung

(entnommen aus Meester et al. 2018)

seinen Patienten nicht empfiehlt auszuüben. Bei einigen Sportarten wird „Erlaubt mit Erfahrung" angegeben. Dies bedeutet, dass sie nur Personen mit Gelenkersatz empfohlen werden, die diese Aktivitäten bereits vor der Operation durchgeführt haben und somit über Erfahrung mit den sportartspezifischen Bewegungsabläufen verfügen. Für eine Reihe von Sportarten gibt es „keinen Ratschlag". Bei diesen Aktivitäten fiel die Meinung der Orthopäden so unterschiedlich aus, dass kein allgemeingültiger Rat gegeben werden kann. So rieten einige Experten von der Durchführung der jeweiligen Sportart ab, während andere keine Bedenken hatten.

Tab. 6.4 Sportratschläge für Personen mit einer Knieprothese. (Entnommen aus Meester et al. 2018)

Sportliche Aktivität	Ratschläge für Menschen mit Kniegelenkersatz	
	Jünger als 65 Jahre	Älter als 65 Jahre
Aerobic	Erlaubt mit Erfahrung	Erlaubt mit Erfahrung
Aquafitness (Wassergymnastik)	Erlaubt	Erlaubt
Badminton	Kein Ratschlag	Kein Ratschlag
Basketball	Wird abgeraten	Wird abgeraten
Boule	Erlaubt	Erlaubt
Fahrradfahren	Erlaubt	Erlaubt
Fitness	Erlaubt	Erlaubt
Fußball – Feld	Wird abgeraten	Wird abgeraten
Fußball – Halle	Wird abgeraten	Wird abgeraten
Golf	Erlaubt	Erlaubt
Gymnastik	Kein Ratschlag	Kein Ratschlag
Handball	Wird abgeraten	Wird abgeraten
Hockey	Wird abgeraten	Wird abgeraten
Kampfsportarten	Wird abgeraten	Wird abgeraten
Kanufahren	Erlaubt mit Erfahrung	Erlaubt mit Erfahrung
Korbball	Wird abgeraten	Wird abgeraten
Langlaufen (Skilanglauf)	Erlaubt mit Erfahrung	Erlaubt mit Erfahrung
Laufen/Joggen	Wird abgeraten	Wird abgeraten
Laufen/Joggen auf einem Laufband	Kein Ratschlag	Kein Ratschlag
Medizinisches Fitnesstraining	Erlaubt	Erlaubt
Nordic Walking	Erlaubt	Erlaubt
Radrennen	Erlaubt mit Erfahrung	Erlaubt mit Erfahrung
Reiten	Erlaubt mit Erfahrung	Erlaubt mit Erfahrung

(Fortsetzung)

Tab. 6.4 (Fortsetzung)

Sportliche Aktivität	Ratschläge für Menschen mit Kniegelenkersatz	
	Jünger als 65 Jahre	Älter als 65 Jahre
Rudern	Erlaubt	Erlaubt mit Erfahrung
Schlittschuhlaufen	Erlaubt mit Erfahrung	Erlaubt mit Erfahrung
Schwimmen	Erlaubt	Erlaubt
Segeln	Erlaubt mit Erfahrung	Erlaubt mit Erfahrung
Skifahren	Kein Ratschlag	Kein Ratschlag
Snowboarden	Wird abgeraten	Wird abgeraten
Spazierengehen	Erlaubt	Erlaubt
Squash	Kein Ratschlag	Kein Ratschlag
Surfen	Erlaubt mit Erfahrung	Kein Ratschlag
Tanzen	Erlaubt	Erlaubt
Tennis – Einzel	Kein Ratschlag	Kein Ratschlag
Tennis – Doppel	Erlaubt mit Erfahrung	Erlaubt mit Erfahrung
Tischtennis	Erlaubt mit Erfahrung	Erlaubt mit Erfahrung
Volleyball	Wird abgeraten	Wird abgeraten
Walken	Erlaubt	Erlaubt
Yoga/Tai-Chi	Erlaubt mit Erfahrung	Erlaubt mit Erfahrung

Im Allgemeinen werden Ballsportarten und Laufen/Joggen für Personen mit einer Hüft- oder Knieprothese nicht empfohlen, da es sich hierbei um Sportarten mit hoher Spitzenbelastung handelt, die somit zu erhöhtem Verschleiß der Prothese führen können. Auch Kontaktsportarten, die ein erhöhtes Sturzrisiko in sich bergen, werden generell nicht empfohlen. Die Sportarten, die erlaubt sind, sind solche mit wenig bis keiner Spitzenbelastung. Die Empfehlungen für Menschen im Alter über 65 Jahre erweisen sich als sehr ähnlich zu denen für unter 65-Jährige.

Die wenigen zur Verfügung stehenden Daten zur Meinung deutscher Orthopäden ähneln den Ratschlägen ihrer amerikanischen, dänischen und niederländischen Kollegen weitgehend. Allerdings scheint es insgesamt so zu sein, dass europäische Orthopäden etwas konservativer beraten als ihre amerikanischen Kollegen.

Wichtigste Punkte

- Körperliche und sportliche Aktivität hat auch für Menschen mit einer Hüft- oder Knieprothese viele Vorteile.
- „Die Dosis macht das Gift", das bedeutet: Wie viel machen Sie? Was machen Sie? Wie schwer sind Sie? All diese Aspekte beeinflussen den Verschleiß der Prothese.
- Sportarten mit hoher Spitzenbelastung sollten Sie besser vermeiden.

Häufig gestellte Fragen

- **Wie lange dauert die Operation?**
  - Die Implantation einer Hüft- oder Knieprothese dauert etwa 1–1,5 Stunden. Die Revision einer Hüft- oder Knieprothese ist hinsichtlich der Operationszeit sehr variabel. Die Dauer ist dabei stark abhängig vom Umfang des Eingriffs. Einige Operationen können mehr als 4 Stunden dauern. Ihr Orthopäde kann Ihnen mehr über die voraussichtliche Dauer Ihrer Operation mitteilen.
- **Woraus besteht die Prothese?**
  - Eine Gelenkprothese setzt sich aus mehreren Teilen zusammen, die aus Metall, Keramik oder Kunststoff gefertigt sind. Es gibt verschiedene Arten von Prothesen, die sich im Material und im Aufbau unterscheiden. Mehr über dieses Thema können Sie in Kap. 2 lesen.
- **Warum gibt meine Prothese manchmal ein klickendes Geräusch von sich?**
  - Es kann vorkommen, dass Ihre Knieprothese ein klickendes Geräusch von sich gibt. Dies wird in der Regel durch die Kniescheibe verursacht. Die Kniescheibe bewegt sich bei der Beugung und Streckung des Kniegelenks durch eine kleine Vertiefung an der Vorderseite des Oberschenkels. Nach dem Einsetzen eines neuen

© Springer-Verlag GmbH Deutschland, ein Teil von Springer Nature 2020
M. Stevens et al. (Hrsg.), *Ratgeber neue Hüfte, neues Knie*,
https://doi.org/10.1007/978-3-662-61155-5

Knies kann die Bewegung der Kniescheibe durch diese Vertiefung hindurch ein klickendes Geräusch erzeugen. Dies ist prinzipiell harmlos. Oftmals nimmt das Klicken mit der Zeit von selber ab.

- **Wie lange hält meine Prothese?**
  - Die durchschnittliche Lebensdauer einer Hüft- oder Knieprothese beträgt 15–20 Jahre.
- **Hat Übergewicht/Fettleibigkeit einen Einfluss auf die Entstehung von Arthrose?**
  - Ja, Übergewicht oder Fettleibigkeit (starkes Übergewicht) sind ein bekannter Risikofaktor für die Entwicklung von Arthrose. Mehr über dieses Thema können Sie in Kap. 3 lesen.
- **Hat Übergewicht/Fettleibigkeit einen Einfluss auf die Haltbarkeit der Prothese?**
  - Übergewicht oder Fettleibigkeit (starkes Übergewicht) führt zu einer höheren Belastung der Gelenkprothese, was zu einer schnelleren Abnutzung führen kann und ggf. eine Revision erforderlich macht. Mehr über dieses Thema können Sie in Kap. 6 lesen.
- **Muss ich prophylaktisch Antibiotika einnehmen, bevor ich mich einer Behandlung beim Zahnarzt unterziehe?**
  - Nein. Die generelle Verwendung von Antibiotika bei Zahnbehandlungen wird nicht empfohlen. Dies gilt auch für Menschen mit eingeschränkter Immunität. Es wird jedoch empfohlen, die Zähne gut zu pflegen und die Zähne regelmäßig von einem Zahnarzt oder einem Dentalhygieniker untersuchen zu lassen.
- **Wie oft kann die Prothese gewechselt werden (Revision)?**
  - Im Regelfall ist ein zweimaliger Gelenkprothesenwechsel ohne größere Schwierigkeiten möglich. Danach ist die Möglichkeit eines weiteren Wechsels maßgeblich abhängig vom vorherigen Knochenverlust, welcher hauptsächlich dadurch bestimmt wird, wie groß die Prothese vorher war und ob sie zementiert wurde oder nicht.
- **Wie lange wird mein Bein geschwollen sein?**
  - Sowohl nach der Implantation einer Hüftprothese als auch nach der Implantation einer Knieprothese kann eine Schwellung des Beines auftreten. Diese kann mehrere Wochen bis Monate nach der Operation bestehen bleiben. Es ist ratsam, das Bein so oft wie

möglich hoch zu lagern. Manuelle Lymphdrainage durch einen speziell ausgebildeten Physiotherapeuten ist gut geeignet, um den Abbau der Schwellung zu unterstützen. Diese Therapie kann Ihnen Ihr Arzt verordnen. Dazu sollte idealerweise ein Kompressionsstrumpf (alternativ ein Antithrombosestrumpf) getragen werden, um den Abtransport der Flüssigkeit aus dem Bein zu unterstützen und den Effekt der Manuellen Lymphdrainage zu erhalten.

- **Wie lange muss ich im Krankenhaus bleiben?**
  - Dies ist von mehreren Faktoren anhängig. Einige Krankenhäuser verfolgen das Ziel, Patienten nach Einsatz einer Hüft- oder Knieprothese bereits nach 4–5 Tagen wieder zu entlassen (sog. „Fast Track" oder „Enhanced Rehabilitation"). Andere Krankenhäuser entlassen Ihre Patienten erst nach 10–12 Tagen. Der Entlassungszeitpunkt hängt natürlich auch damit zusammen, wie gut Ihr Allgemeinzustand nach der Operation ist, wie gut Sie nach der Operation Ihre neue Hüfte oder Ihr neues Knie bewegen können, in welche Rehabilitationseinrichtung Sie im Anschluss gehen möchten usw. Um sich vor der Operation ein ungefähres Bild über die Dauer Ihres Krankenhausaufenthaltes machen zu können, sprechen Sie mit Ihrem Operateur z. B. auch über die Entlassungskriterien Ihres Krankenhauses.
- **Welche Kriterien muss ich erfüllen, um aus dem Krankenhaus entlassen werden zu können?**
  - Das Team aus Ärzten, Pflegekräften und Physiotherapeuten, das Sie im Krankenhaus betreut, entscheidet gemeinsam, wann Sie nach dem Einsetzen einer Prothese entlassen werden können. Entscheidend für die Entlassung ist oft, ob die Wunde richtig heilt, wie stark Ihre Schmerzen noch sind und wie gut Sie Ihr künstliches Gelenk nach der Operation bewegen können. Viele Krankenhäuser haben Zielkriterien formuliert, die erfüllt sein müssen, bevor eine Entlassung möglich wird. Informieren Sie sich hierzu bei Ihrem Operateur. Ein weiteres wichtiges Kriterium für eine Entlassung ist auch, ob bereits ein Platz für die Anschlussheilbehandlung gefunden wurde und/oder wie Ihr häusliches und soziales Umfeld aussieht. Es muss gewährleistet sein, dass Sie im Falle einer Entlassung nach Hause dort adäquat versorgt sind.

- **Welche Vorsichtsmaßnahmen muss ich beachten, um eine Verrenkung (Luxation) meiner Hüftprothese zu vermeiden?**
  - Wenn Sie ein neues Hüftgelenk bekommen haben, hängen die Vorsichtsmaßnahmen zur Vermeidung einer Verrenkung zum Beispiel vom Operationszugang ab, das heißt von wo aus der Operateur die Prothese in den Körper eingebracht hat. Dies hat damit zu tun, dass bei einigen Operationszugängen Muskulatur durchtrennt werden muss, während bei anderen die Muskulatur vollständig intakt bleiben kann. Auch die Öffnung der Gelenkkapsel spielt eine Rolle. Generell kann gesagt werden, dass die Verrenkungsgefahr insgesamt gering ist, wenn Sie sich an einige wenige Regeln halten. Vermeiden Sie z. B. Ihr operiertes Bein über die Körpermitte zu führen, es zu weit vom Körper abzuspreizen, es stark nach innen oder außen zu drehen und/oder es zu weit anzubeugen. Wenn Sie einen vorderen Zugang bekommen haben, dürfen Sie Ihr Bein nicht zu weit nach hinten bewegen. Nähere Informationen zu den Vorsichtsmaßnahmen können Sie im Kap. 4 finden. Zudem ist es ratsam, Ihren Operateur und Ihren Physiotherapeuten nach den relevanten Verhaltensregeln zu fragen.
- **Wie lange muss ich die Bewegungsempfehlungen beachten?**
  - Besonders in den ersten 3 Monaten nach der Operation besteht eine größere Gefahr, dass eine Hüftprothese aus der Pfanne herausrutscht (Hüftluxation oder Verrenkung). Daher ist es in dieser Zeit besonders wichtig, die Bewegungsvorschriften genau zu beachten. Nach den ersten 3 Monaten verringert sich das Verrenkungsrisiko deutlich. Allerdings bleibt die Gefahr der Verrenkung bei Menschen mit einer Hüftprothese zeitlebens größer als bei Menschen ohne Hüftprothese.
- **Wie lange dauert die Rehabilitation?**
  - Die postoperative Rehabilitationszeit beträgt insgesamt ca. 3–6 Monate. Die Zeit unmittelbar nach der Operation gestaltet sich hinsichtlich der Rehabilitationsmaßnahmen intensiver als zu späteren Zeitpunkten nach der Operation. So führen die Patienten in der Regel im Anschluss an die Operation und den Krankenhausaufenthalt eine 3-wöchige sogenannte Anschlussheilbehandlung in einem spezialisierten Rehabilitationszentrum durch. Dies kann stationär oder ganztagsambulant stattfinden. Insgesamt kann man feststellen, dass die gesundheitliche Wiederherstellung nach Implantation einer Hüft-

oder Knieprothese von Patient zu Patient variiert. Faktoren, die die Heilung und die Rehabilitation beeinflussen, sind z. B. die Art der Operation, die Nebenerkrankungen des Patienten, das präoperative Fitnesslevel, aber auch die eigene Motivation des Patienten. Für Patienten im erwerbsfähigen Alter ist das erklärte Rehabilitationsziel, die Erwerbsfähigkeit wiederherzustellen und frühzeitige Berentung zu vermeiden. Für ältere, nicht mehr im Erwerbsleben stehende Patienten ist das Ziel, einen selbstbestimmten unabhängigen Lebensstil und die soziale Integration zu wahren.

- **Wie lange muss ich an Unterarmgehstützen gehen?**
- Solange Sie Ihr Bein noch nicht voll belasten dürfen (Teilbelastung), müssen Sie an Unterarmgehstützen gehen, bis Ihr Arzt Ihnen erlaubt, Ihr Bein wieder voll zu belasten (Vollbelastung). Auch wenn Sie Ihr Bein voll belasten dürfen, sollten Sie allerdings Ihre Unterarmgehstützen noch einige Wochen weiter nutzen, um wieder ein harmonisches Gangbild zu erreichen. Einige Schritte in einem Raum oder kurze Strecken im Haus können bei erlaubter Vollbelastung auch früher (<6 Wochen postoperativ) ohne Unterarmgehstützen zurückgelegt werden. Für längere Spaziergänge draußen ist es jedoch ratsam, die Unterarmgehstützen bis zu 12 Wochen nach der Operation noch zu Hilfe zu nehmen. Im Idealfall entscheidet Ihr Physiotherapeut oder Arzt, nachdem er Ihr Gangbild ohne Unterarmgehstützen beurteilt hat, ob Sie die Unterarmgehstützen noch nutzen müssen oder nicht.

- **Wie oft muss ich zur physiotherapeutische Behandlung?**
- Diese Frage lässt sich leider nicht pauschal beantworten. Der Bedarf an physiotherapeutischer Behandlung ist von Patient zu Patient unterschiedlich und hängt von sehr vielen verschiedenen Faktoren ab. Grundsätzlich kann aber gesagt werden, dass der Bedarf an Physiotherapie in den ersten Wochen nach der Operation in der Regel größer ist als im späteren Verlauf des Rehabilitationsprozesses.

- **Wie lange werde ich nach der Operation arbeitsunfähig geschrieben?**
- Im Durchschnitt können Sie im Anschluss an eine Hüftprothesenimplantation Ihre Arbeit nach 3–4 Monaten und im Anschluss an eine Knieprothesenimplantation nach 3–6 Monaten wieder aufnehmen.

Die genauen Zeiträume hängen natürlich auch von Ihrer Genesung und Ihrer Arbeit ab. Weitere Informationen zu diesem Thema finden Sie in Kap. 4.

- **Ab wann darf ich nach der Operation wieder Auto fahren?**
  – Dies hängt von Ihrer Genesung ab und ist daher von Person zu Person unterschiedlich. Besprechen Sie dies mit Ihrem behandelnden Arzt und/oder Physiotherapeuten.

- **Ab wann darf ich nach der Operation wieder Fahrrad fahren?**
  – Dies hängt von Ihrer Genesung ab und ist daher von Person zu Person unterschiedlich. Besprechen Sie dies mit Ihrem behandelnden Arzt und/oder Physiotherapeuten.

- **Worauf muss ich achten, wenn ich einer Tätigkeit nachgehe, die schwere körperliche Arbeit beinhaltet (z. B. Maler und Anstreicher, Landwirt, Bauarbeiter)?**
  – Einige wenige Bewegungsregeln sind für Menschen mit Hüft- oder Kniegelenkersatz wichtig und sollten besonders in den ersten 3 Monaten nach der Operation befolgt werden. Da die Wahrscheinlichkeit einer Verrenkung des künstlichen Hüftgelenks bei zu großer Beugung im Gelenk immer größer ist als bei einem natürlichen Hüftgelenk, sollten Sie dies im Hinterkopf haben, wenn Sie körperlich schwer arbeiten müssen oder sportlich aktiv sind. Wenn Sie einen Kniegelenkersatz bekommen haben, sollten Sie sich bewusst sein, dass Sie nach der Operation nicht mehr richtig auf den Knien sitzen oder in knienden/hockenden Positionen arbeiten können, da dies Schmerzen provozieren kann. Sie können ein künstliches Knie auch oft nicht mehr so weit anwinkeln, wie Sie es von Ihrem natürlichen Knie kannten. Auch wenn die heutigen Hüft- und Knieprothesen schon sehr weit ausgereift sind, sollten Sie sich bei schwerer körperlicher Arbeit oder bei der Auswahl sportlicher Aktivitäten immer auch bewusst sein, dass ein künstliches Gelenk insgesamt weniger belastbar ist als ein natürliches Gelenk.

- **Kann ich im Anschluss an die Implantation der Prothese wieder an sportlichen Aktivitäten teilnehmen?**
  – Ja! Allerdings sollten Sie einige Regeln einhalten, und einige Aktivitäten sind besser geeignet als andere. Eine Liste der empfohlenen bzw. nicht empfohlenen Sportarten finden Sie in Kap. 6.

- **Kann ich wieder anfangen zu joggen?**
  – Joggen mit Hüftprothese ist zwar grundsätzlich möglich, allerdings sind die Meinungen unter Orthopäden geteilt, ob es sich hierbei um eine günstige Sportart für Menschen mit Hüftprothese handelt. Für Menschen mit einem Kniegelenkersatz wird allgemein empfohlen, nicht joggen zu gehen. Die Zurückhaltung gegenüber Jogging mit einer Hüft- oder Knieprothese hat mit den Spitzenbelastungen bei der Landung zu tun, die die Prothese (möglicherweise) schneller verschleißen lässt.

- **Führt eine Prothese zu Konsequenzen in der sexuellen Aktivität?**
  – Die meisten Menschen geben an, dass sich ihr Sexualleben nach der Implantation der Prothese verbessert, vor allem weil die Schmerzsymptome verschwunden sind. Die allgemeinen Regeln, die nach Implantation einer Hüft- oder Knieprothese gelten, müssen aber auch beim Sex beachtet werden. In Kap. 4 sind eine Reihe von Positionen dargestellt, die während des Sexualakts gut geeignet bzw. weniger gut geeignet sind.

- **Was für Konsequenzen hat eine Geburt für meine Prothese?**
  – Keine! Ein Baby zu bekommen (das heißt spontan zu gebären) hat keinen negativen Einfluss auf die Haltbarkeit der Hüftprothese.

- **Löst meine Gelenkprothese einen Alarm aus, wenn ich durch einen Metalldetektor am Flughafen gehe? Brauche ich einen Prothesenpass, wenn ich verreise?**
  – Metalldetektoren an Flughäfen sind sehr empfindlich gegenüber Metallen. Dazu gehören natürlich auch Metallimplantate, die sich im menschlichen Körper befinden. Wenn Sie einen Hüft- oder Kniegelenkersatz haben, können Sie den Metalldetektor des Flughafens entsprechend aktivieren. Sie können Ihren Prothesenpass bei sich führen, um das Sicherheitspersonal am Flughafen bereits vor dem Sicherheitsscreening über Ihre Prothese zu informieren. Allerdings wird die Vorlage eines solchen Dokuments die Art und Weise, wie Sie durchleuchtet werden, nicht verändern. Sollte Ihre Hüft- oder Knieprothese den Metalldetektor aktivieren, wird das Sicherheitspersonal Sie zur Seite treten lassen, um weitere Untersuchungen durchzuführen. Es ist ratsam, Kleidung zu tragen, die es Ihnen ermöglicht, Ihre chirurgische Narbe leicht sichtbar zu

machen (z. B. Jogginghose, Hose mit weiten Beinen, die über das Knie hochgekrempelt werden können). Sagen Sie dem Sicherheitspersonal, dass Sie ein Metallimplantat haben, und lassen Sie es wissen, wo sich dieses in Ihrem Körper befindet. Sie werden dann wahrscheinlich mit einem Metalldetektorstab nochmals gescreent. Aber seien Sie beruhigt: Das Sicherheitspersonal an Flughäfen hat schon viele Patienten mit diesen Arten von Implantaten gesehen, sodass Sie keine Verspätung oder Ähnliches zu befürchten haben.

Praktische Adressen

Berufsverband für Orthopäden und Unfallchirurgen: https://www.bvou.net
Berufsverband Ökotrophologie e.V.: https://www.vdoe.de
Bundesministerium für Gesundheit: https://www.bundesgesundheitsministerium.de
Bundesverband für Ergotherapeuten in Deutschland e.V.: https://www.bed-ev.de/home/default.aspx
Bundesverband selbstständiger Physiotherapeuten – IFK e.V.: https://www.ifk.de/verband/aktuell/
Deutsche Gesellschaft für Ernährung (DGE) e.V. https://www.dge.de
Deutsche Rentenversicherung: https://www.deutsche-rentenversicherung.de
Deutsche Rheuma-Liga Bundesverband e.V.: https://www.rheuma-liga.de/startseite/
Deutscher Verband der Ergotherapeuten e.V.: https://dve.info
Deutscher Verband für Physiotherapie (ZVK) e.V.: https://www.physio-deutschland.de/fachkreise.html
Deutsches Endoprothesenregister: https://www.eprd.de/de/
Fachgesellschaft für Ernährungstherapie und Prävention: https://fet-ev.eu/entzuendungshemmende-ernaehrung/

Niederländisches Ernährungszentrum: https://www.voedingscentrum.nl
Verband für Ernährung und Diätetik e. V.: https://www.vfed.de/de/oeco-
trophologen

Glossar

Adipositas Starkes Übergewicht. Auch oft als Fettleibigkeit bezeichnet. Häufig wird der Body Mass Index (BMI) verwendet, um festzustellen, ob eine Person stark übergewichtig ist. Ein BMI zwischen 30 und 35 gilt als starkes Übergewicht.

ADL Aus dem Englischen stammende Abkürzung für *A*ctivities of *D*aily *L*iving. Hierunter werden alle Tätigkeiten zusammengefasst, die Menschen in ihrem Alltag täglich durchführen, wie z. B. Körperpflege, Ankleiden oder Kochen.

Arthrose Eine chronische Veränderung des Gelenkknorpels. Der Gelenkknorpel verliert an Dicke und Qualität. Viele Menschen haben Arthrose, ohne dass dies Beschwerden verursacht. Wenn die Arthrose Beschwerden verursacht, wird sie als aktivierte Arthrose bezeichnet. Arthrose verursacht vor allem an den gewichttragenden Gelenken Beschwerden. Dies äußert sich dann meist durch Gelenkschmerzen, Steifigkeit und letztendlich Funktionsstörungen.

Betriebsarzt Facharzt für Arbeitsmedizin. Betriebsärzte betreuen Mitarbeiter in einem Betrieb und beraten sie unter anderem bei der Rückkehr an den Arbeitsplatz nach einer Arbeitsunterbrechung.

Body Mass Index (BMI) Ist eine Maßzahl für die Bewertung des Körpergewichts eines Menschen in Relation zu seiner Körpergröße. Mithilfe dieser Maßzahl kann ermittelt werden, ob ein gesundes Gewicht, Übergewicht oder Adipositas (starkes Übergewicht) vorliegt.

Computernavigation Hilfsmittel zur Erhöhung der Positionierungsgenauigkeit der Prothese während der Operation.

© Springer-Verlag GmbH Deutschland, ein Teil von Springer Nature 2020
M. Stevens et al. (Hrsg.), *Ratgeber neue Hüfte, neues Knie*,
https://doi.org/10.1007/978-3-662-61155-5

Energiebilanz Gleichgewicht zwischen der Energie, die der Körper durch die Nahrung erhält, und der Energie, die durch körperliche und geistige Aktivität verbraucht wird.

Ernährungsberatung Maßgeschneiderte Ernährungs- oder Diätberatung, die den Zweck verfolgt, die körperliche Gesundheit von Patienten zu fördern. Die Beratung erfolgt durch speziell geschultes Fachpersonal (Diätassistenten oder studierte Ernährungswissenschaftler/Ökotrophologen).

Ergotherapeut Speziell ausgebildeter Therapeut, der Menschen, die aufgrund von Krankheiten oder Behinderungen eine körperliche oder geistige Beeinträchtigung erworben haben, dabei hilft, ihre Aktivitäten des täglichen Lebens trotz der bestehenden Einschränkungen möglichst wieder selbstständig ausführen zu können.

Helping Hand Hilfsmittel in Form einer großen Greifzange. Dieses Gerät ermöglicht es, kleinere und mittelgroße Gegenstände vom Boden aufzuheben, ohne das Hüftgelenk zu weit zu beugen.

Hüftprothese Künstliches Hüftgelenk.

Impingement Gegeneinanderschlagen von Gelenkpartnern oder schmerzhafte Verdrängung oder Einklemmung von Weichteilgewebe.

Infektion Infektion mit Bakterien oder Viren. Eine Infektion kann zu Krankheiten oder lokalen Entzündungen führen.

Knieteilersatz/halbe Knieprothese/unikompartimentelle Prothese/Hemiknie Spezielle Knieprothese, die eingesetzt werden kann, wenn nur eine Seite des Kniegelenks (meistens die Innenseite) abgenutzt ist und ersetzt werden muss.

Knieprothese Künstliches Kniegelenk.

Knochenzement Besteht chemisch aus sogenanntem polymerem Methyl-Methacrylat (PMMA). Unter bestimmten Voraussetzungen (z. B. schlechte Knochenqualität) kommt Knochenzement zum Einsatz, um die Prothese fest im Knochen zu verankern.

Luxation Herausspringen des Gelenkkopfes aus der Gelenkpfanne. Auch oft als „Verrenkung" oder „Auskugeln" eines Gelenks bezeichnet. Besonders wichtig im Zusammenhang mit einer Hüftprothese.

Minimalinvasive Chirurgie (MIS) Chirurgisches Verfahren, bei dem die Prothese durch einen kleineren Hautschnitt eingeführt wird und bei dem weniger Weichteilverletzungen entstehen als bei einer normalen Operation.

Orthopäde Facharzt für die Behandlung von Anomalien und Erkrankungen des Stütz- und Bewegungsapparates. Im Volksmund auch bezeichnet als chirurgischer Orthopäde in Abgrenzung zu Orthopäden, die nicht mehr selber operieren.

Patientenspezifische Instrumente Auf der Grundlage von bildgebenden Verfahren individuell auf den Patienten zugeschnittene Instrumente, die bei der Positionierung einer Hüft- oder Kniegelenkprothese verwendet werden.

Physiotherapeut Speziell ausgebildeter Therapeut, der sich mit der Behandlung von Beschwerden des Bewegungsapparates beschäftigt.

Prähabilitation Training zur optimalen Vorbereitung des Körpers auf die Operation.

Primärimplantation Erster Ersatz eines natürlichen Gelenks (oder Teilen davon) durch ein künstliches Gelenk.

Revision Operation, bei der ein bestehendes Kunstgelenk durch ein neues ersetzt wird.

Robotergestützte Operation Erweiterung der Computernavigation, bei der ein Roboter dem Orthopäden hilft, den Knochen so genau wie möglich für die Positionierung einer Prothese vorzubereiten.

Spacer Antibiotikahaltiger Knochenzement in Form einer Hüft- oder Knieprothese, der als Abstandhalter genutzt wird, wenn aufgrund einer Infektion die vorhandene Prothese ausgebaut werden musste, die neue Prothese jedoch noch nicht direkt wieder eingesetzt werden kann.

Thrombose Ein Zustand, bei dem sich in einem Blutgefäß ein Blutgerinnsel gebildet hat.

Übergewicht Überschreitung des normalen Fettanteils des Körpers mit der Gefahr der Gesundheitsbeeinträchtigung. Der Body Mass Index (BMI) wird häufig verwendet, um festzustellen, ob eine Person übergewichtig ist. Ein BMI zwischen 25 und 30 gilt als Übergewicht.

Literatur

Boettner F, Kasparek MF, Rueckl K, Liebau C (2017) Sport nach Knie- und Hüftendoprothetik. Sportverletz Sportschaden 31:207–212. https://doi.org/10.1055/s-0043-120880

Buza JA 3rd, Wasterlain AS, Thakkar SC, Meere P, Vigdorchik J (2017) Navigation and robotics in knee arthroplasty. J Bone Joint Surg Rev 14(2):5. https://doi.org/10.2106/JBJS.RVW.16.00012

Charbonnier C, Chagué S, Ponzoni M, Bernardoni M, Hoffmeyer P, Christofilopoulos P (2014) Sexual activity after total hip arthroplasty: a motion capture study. J Arthroplasty 29(3):640–647. https://doi.org/10.1016/j.arth.2013.07.043

Cowie JG, Turnbull GS, Ker AM, Breusch SJ (2013) Return to work and sports after total hip replacement. Arch Orthop Trauma Surg 133(5):695–700. https://doi.org/10.1007/s00402-013-1700-2

Dahm DL, Jacofsky D, Lewallen DG (2004) Surgeons rarely discuss sexual activity with patients after THA: a survey of members of the American Association of Hip and Knee Surgeons. Clin Orthop Relat Res 428:237–240

Deutsche Gesellschaft für Ernährung e.V. https://www.dge.de. Zugegriffen am 20.06.2019

© Springer-Verlag GmbH Deutschland, ein Teil von Springer Nature 2020
M. Stevens et al. (Hrsg.), *Ratgeber neue Hüfte, neues Knie*,
https://doi.org/10.1007/978-3-662-61155-5

Gezondheidsraad. Beweegrichtlijnen 2017. https://www.gezondheidsraad.nl/ documenten/adviezen/2017/08/22/beweegrichtlijnen-2017. Zugegriffen am 20.06.2019

Innmann MM, Weiss S, Andreas F, Merle C, Streit MR (2016) Sports and physical activity after cementless total hip arthroplasty with a minimum follow-up of 10 years. Scand J Med Sci Sports 26(5):550–556. https://doi.org/10.1111/sms.12482

Kazarian GS, Lonner JH, Hozack WJ, Woodward L, Chen AF (2017) Improvements in sexual activity after total knee arthroplasty. J Arthroplasty 32(4):1159–1163. https://doi.org/10.1016/j.arth.2016.11.001

Kornuijt A, Das D, Sijbesma T, van der Weegen W (2016) The rate of dislocation is not increased when minimal precautions are used after total hip arthroplasty using the posterolateral approach: a prospective, comparative safety study. Bone Joint J 98-B(5):589–594. https://doi.org/10.1302/0301-62 0X.98B5.36701

Krischak G, Kaluscha R, Kraus M, Tepohl L, Nusser M (2013) Rückkehr in das Erwerbsleben nach Hüfttotalendoprothese. Unfallchirurg 116:755–759. https://doi.org/10.1007/s00113-013-2424-z

Kuster MS (2002) Exercise recommendations after total joint replacement. A review of the current literature and proposal of scientifically based guidelines. Sports Med 32(7):433–445. https://doi.org/10.2165/00007256-200232070-00003

Laffosse JM, Tricoire JL, Chiron P, Puget J (2008) Sexual function before and after primary total hip arthroplasty. Joint Bone Spine 75(2):189–194

Meester SB, Wagenmakers R, van den Akker-Scheek I, Stevens M (2018) Sport advice given by Dutch orthopaedic surgeons to patients after a total hip arthroplasty or total knee arthroplasty. PLoS One 13(8). https://doi.org/10.1371/journal.pone.0202494

ReumaNederland. https://reumanederland.nl/reuma/vormen-van-reuma/artrose/. Zugegriffen am 20.06.2019

Richtlijn Perioperatief voedingsbeleid (2007) https://www.mdl.nl/sites/www.mdl.nl/files/richlijnen/Richtlijn_perioperatief_voedingsbeleid_def._september_2007.pdf. Zugegriffen am 20.06.2019

Rijks Instituut voor Volksgezondheid en Milieu (RIVM). https://www.rivm.nl/voedsel-en-voeding/gezonde-voeding. Zugegriffen am 20.06.2019

Rütten A,Pfeifer K. Nationale Empfehlungen für Bewegung und Bewegungsförderung. https://www.bundesgesundheitsministerium.de/service/begriffe-von-a-z/b/bewegungsempfehlungen.html. Zugegriffen am 24.11.2020

Sankar A, Davis AM, Palaganas MP, Beaton DE, Badley EM, Gignac MA (2013) Return to work and workplace activity limitations following total hip or knee replacement. Osteoarthr Cartil 21(10):1485–1493. https://doi.org/10.1016/j.joca.2013.06.005

Simmel S, Hörterer H, Horstmann T (2008) Sport nach Hüft-Totalendoprothese – Expertenmeinung versus Patientenrealität. Dtsch Z Sportmed 59(1):268–272

Stevens M (2016) Artrose, sport en bewegen. In: Diercks RL, Pluim B, Verhagen E (Hrsg) Leerboek sportgeneeskunde. Bohn, Stafleu Van Loghum, Houten, S 83–88

Tilbury C, Leichtenberg CS, Tordoir RL, Holtslag MJ, Verdegaal SH, Kroon HM, Nelissen RG, Vliet Vlieland TP (2015) Return to work after total hip and knee arthroplasty: results from a clinical study. Rheumatol Int 35(12):2059–2067. https://doi.org/10.1007/s00296-015-3311-4

Van der Weegen W, Kornuijt A, Das D (2016) Do life-style restrictions and precautions prevent dislocation after total hip arthroplasty? A systematic review and meta-analysis of the literature. Clin Rehabil 30(4):329–339. https://doi.org/10.1177/0269215515579421

Van Duinen JJ (2011) Voeding bij reumatische aandoeningen. Bohn Stafleu van Loghum, Houten

Verhaar JAN, van der Linden AJ (2013) Leerboek orthopedie. Bohn Stafleu van Loghum, Houten

Voedingscentrum Nederland. https://www.voedingscentrum.nl. Zugegriffen am 20.06.2019

Wasterlain AS, Buza JA 3rd, Thakkar SC, Schwarzkopf R, Vigdorchik J (2017) Navigation and robotics in total hip arthroplasty. J Bone Joint Surg Rev 14:5(3). https://doi.org/10.2106/JBJS.RVW.16.00046

Stichwortverzeichnis

A

Abnutzung 26, 117
Abstandhalter 13, 19
Adipositas 26
Aerobic 122, 124
Aktivitäten des täglichen Lebens
      (ADL) 2, 46, 48, 54, 108
Aktivität, sexuelle 68, 71
Anlaufschmerz 5
Antibiotikum 19
Anziehen 61
Arthrose 1, 25
Autofahren 64

B

Badminton 122, 124
Basketball 122, 124
Beinlängendifferenz 12
Betriebsarzt 76
Bewegung 32

Bewegungsbeschränkung 48,
      53, 54, 120
Bewegungsempfehlung 108,
      110, 112
Bewegungsrichtlinie 47, 110
Bewegungsschiene 52
Body Mass Index (BMI) 27, 111
Boule 124
Bücken 56

C

Computernavigation 20

D

Dreipunktgang 58

E

Energiebilanz 33

© Springer-Verlag GmbH Deutschland, ein Teil von Springer Nature 2020
M. Stevens et al. (Hrsg.), *Ratgeber neue Hüfte, neues Knie*,
https://doi.org/10.1007/978-3-662-61155-5

Ergotherapeut 48
Ernährungsberatung 31, 33
Ernährungsempfehlung 31

F

Fahrradfahren 64, 118, 119
Fitness 107, 111, 115, 122, 124
Fitnesstraining, medizinisches
    122, 124
Freizeitaktivität 67
Fußball 122, 124

G

Gartenarbeit 67, 108
Geburt 70
Gehhilfe 47, 53
Gehstock 60
Gelenkknorpel 2
Gelenkpfanne 8
Golf 122, 124
Gymnastik 122, 124

H

Handball 122, 124
Helfende Hand 56, 64
Hilfsmittel 56, 64, 76
Hockey 122, 124
Hüftendoprothese 8
Hüftgelenk 3
Hüftprothese 8
    unzementierte 8
    zementierte 8

I

Infektion 12, 13, 17
Instrument, patientenspezifisches 21

J

Joggen 118, 119

K

Kampfsportart 122, 124
Knieendoprothese 15
Kniegelenk 4
Kniescheibe 17
Knochenzement 9, 16
Knorpel 5
Komplikation
    beim Hüftgelenkersatz 11
    beim Kniegelenkersatz 17
Kontaktsportart 120, 123
Krankengymnastik 46
Kreuzband 14
Kugelgelenk 2

L

Langlaufen 122
Laufen 118
Luxation 11, 48

M

Meniskus 14
Minimalinvasive Chirurgie
    (MIS) 19

N

Nervenschaden 12
Nordic Walking 122, 124

O

Oberflächenersatz 13
Operation, robotergestützte 22
Operationszugang 8, 47, 56
Orthopäde 46

P

Physiotherapeut 46, 47, 52
Prähabilitation 46

R

Radrennen 122, 124
Rehabilitation 47, 52, 53
Reiten 122
Revision 12, 18, 70, 117
Röntgenbild 5
Rudern 122, 124
Rückkehr an den
          Arbeitsplatz 74

S

Schuhlöffel 64
Schwangerschaft 70
Schwimmen 119, 122, 124
Segeln 122, 124
Sexualität 67
Skifahren 118, 122, 124

Skilanglauf 118
Snowboarden 122, 125
Sockenanziehhilfe 64
Spacer 13, 19
Spazierengehen 118, 122, 125
Spenderknochen 13
Sportart 121
Sportratschlag 122
Squash 122, 125
Steifigkeit 8, 14
Stolperfallen 66
Sturzrisiko 123
Surfen 123, 125

T

Tai-Chi 123, 125
Tanzen 123, 125
Tennis 123, 125
Thrombose 11, 17
Treppensteigen 61, 62, 118

U

Übergewicht 1, 25, 111
Übung
          bei Hüftgelenkersatz 76
          bei Kniegelenkersatz 91
Unterarmgehstütze 58

V

Verrenkung 68
Verschleiß 5, 111, 116, 117
Volleyball 123, 125

W

Walken 123, 125
Waschen 61
Wassergymnastik 122, 124
Wiedereingliederung 74

Y

Yoga 123, 125

Z

Zahnarzt 12, 18
Zugang 8, 49

Printed in the United States
by Baker & Taylor Publisher Services